# The Complete Guide To
# Anti-Inflammatory Foods
# 抗炎食物

[美] 利兹·斯特雷特 著

董乐乐 译

科学技术文献出版社
SCIENTIFIC AND TECHNICAL DOCUMENTATION PRESS

·北京·

**图书在版编目(CIP)数据**

抗炎食物 / (美) 利兹·斯特雷特 (Lizzie Streit)著 ; 董乐乐译. — 北京 : 科学技术文献出版社,2023.5（2025.5重印）

书名原文 : The Complete Guide to Anti-Inflammatory Foods

ISBN 978-7-5235-0203-7

Ⅰ.①抗… Ⅱ.①利… ②董… Ⅲ.①炎症—食物疗法 Ⅳ.①R247.1

中国国家版本馆CIP数据核字(2023)第071300号

著作权合同登记号 图字：01-2023-1325

The Complete Guide to Anti Inflammatory Foods

Copyright © 2021 Quarto Publishing plc.

Simplified Chinese edition © 2022 Beijing Zito Books

All rights reserved.

## 抗炎食物

策划编辑：吕海茹　责任编辑：韩晓菲 刘萌　责任校对：王瑞瑞　责任出版：张志平

出 版 者　科学技术文献出版社
地　　址　北京市复兴路15号　邮编 100038
编 务 部　（010）58882938，58882087（传真）
发 行 部　（010）58882868，58882870
邮 购 部　（010）58882873
官方网址　www.stdp.com.cn
发 行 者　科学技术文献出版社发行　全国各地新华书店经销
印 刷 者　艺堂印刷（天津）有限公司
版　　次　2023年5月第1版　2025年5月第4次印刷
开　　本　710×1000　1/16
字　　数　217千
印　　张　10
书　　号　ISBN 978-7-5235-0203-7
定　　价　65.00元

版权所有　违法必究

购买本社图书，凡字迹不清、缺页、倒页、脱页者，本社发行部负责调换

# 引言

　　欢迎了解抗炎食物！接下来要介绍的知识、小提示以及食谱，都将成为你与体内炎症战斗的武器。无论你是为了改善慢性病拿起这本书，还是仅仅是出于好奇随手买了它；不管你是料理新手，还是营养学爱好者，书中的内容一定能帮到你。

　　慢性炎症相当于你身体里有一团火在燃烧，促炎食物、睡眠不足以及压力过大都是这团火的燃料。随着时间的推移，这团火会越烧越旺。像火灾一样，炎症也会持续不断，甚至蔓延开来。包括心脏病、2型糖尿病、关节炎、抑郁症、消化系统问题等，都与慢性炎症有关。

　　幸运的是，富含抗氧化剂的水果、蔬菜、健康脂肪和高纤维食物，可以帮你"扑灭"这团火。这就是本书的价值所在。书中介绍的50种特色食物，都具有抗炎属性。将这些食物融入你的日常饮食，替代容易引发炎症的食物，能帮你缓解慢性炎症，改善健康状况。

　　如果对于你来说，改变饮食习惯是一种全新的体验，令你感到畏惧，不必担心。你可以通过这本书掌握挑选和烹煮这些食物的方法和技巧，使其发挥最大的抗炎功效。每一小节都介绍了能让你更多地摄入这些食物的简单方法，包括各种经济实惠且易于实现的选择。

　　准备好开启一段打败炎症的美食之旅了吗？咱们出发吧！

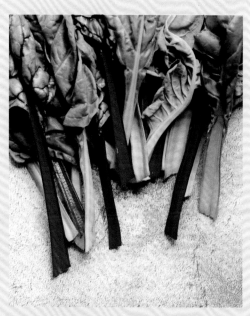

绿叶蔬菜富含抗氧化剂，这些化合物在抗击体内炎症的过程中发挥了重要作用。

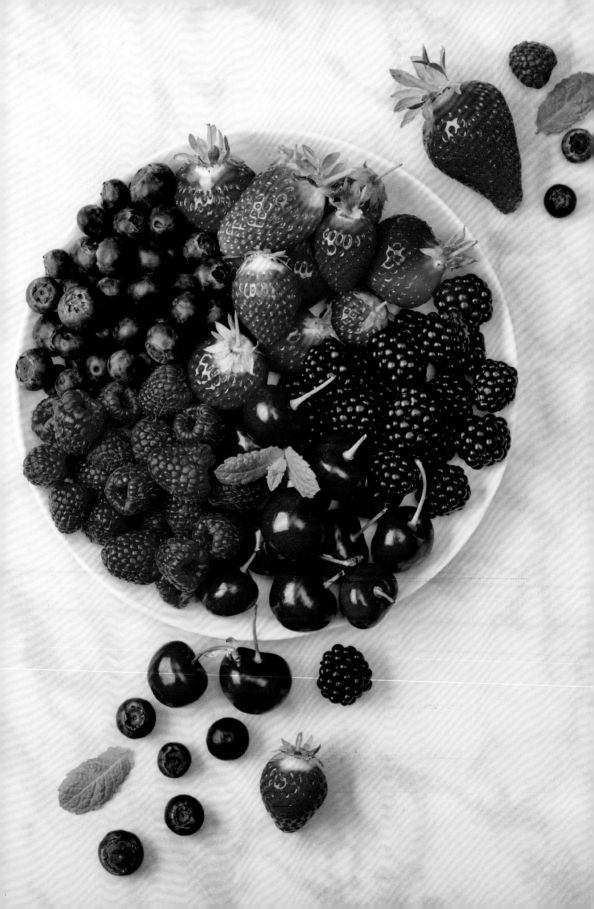

# 如何使用本书

这本书从介绍慢性炎症开始，开篇谈论了增加慢性炎症风险的食物和生活方式，以及抗炎饮食的基本准则。接下来，你会看到一份包含50种最佳抗炎食物的目录，以及融合了这些食物的美味食谱。

书中介绍的食物，是按照以下准则挑选的：

- 每种食物都含有丰富的抗炎营养成分或化合物
- 越来越多的研究证明这种食物有潜在的抗炎功效
- 包含了各种类型的食物，确保读者们准备日常饮食时有多种选择

书中介绍的所有食物，都包含多种有潜在抗炎功效的营养成分和化合物，因此，只强调了其中的某些生物机制，无法面面俱到。除了部分观察性研究和临床试验外，我们对这些食物的认识，大部分建立在试管实验和动物研究的基础之上。相关研究仍然十分有限，要想全面了解食物与慢性炎症的关系，需要进一步扩大研究，以及进行大规模人体实验。书中虽然只介绍了50种广为人知的抗炎食物，但还有许多具有潜在抗炎功效的食物。任何一种食物与引发或治愈慢性炎症不存在直接的因果关系。我认为，食用各种各样富含抗氧化剂、ω-3脂肪酸和纤维素等特定营养成分的食物，会促进体内的抗炎过程。这有助于控制和预防与慢性炎症相关的各种疾病，但并不能保证治愈。

## 天然食品与营养剂

以营养剂的形式补充在抗炎食物中的化合物，或者直接食用天然食品，能起到一样的效果吗？或许可以，但更有可能是多种化合物协同作战来对抗炎症。因此，通常来说，直接食用有抗炎属性的食物比吃只包含一两种化合物的营养剂效果更好，也更安全。

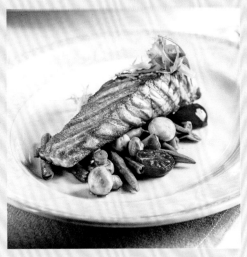

三文鱼是ω-3脂肪酸的优质来源，这种脂肪酸能有效缓解炎症。

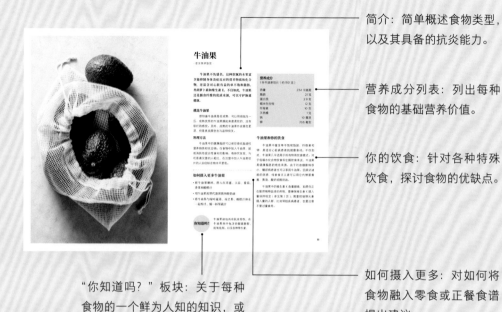

简介：简单概述食物类型，以及其具备的抗炎能力。

营养成分列表：列出每种食物的基础营养价值。

你的饮食：针对各种特殊饮食，探讨食物的优缺点。

如何摄入更多：对如何将食物融入零食或正餐食谱提出建议。

"你知道吗？"板块：关于每种食物的一个鲜为人知的知识，或者纠正形形色色的传言。

关于我们要介绍的 50 种食物，你会在接下来的内容中了解到：

- 它的抗炎效果
- 在挑选食物时该注意什么
- 如何在料理过程中发挥其最大的抗炎功效
- 如何摄入更多食物
- 对于那些存在健康问题的人，如何在顾及身体状况的同时，将这些食物融入特殊食谱中

你可以从头到尾通读，也可以直接跳到感兴趣的食物那一页详细了解。如果你不熟悉抗炎饮食，在查看具体食物之前阅读开篇介绍，会给你提供一定的帮助。接下来是与抗炎食物有关的常见术语表。

如果在饮食中你对添加某种食物有所顾虑：比如，服用可能与该食物相克的药物，抑或是存在需要遵循特殊饮食的健康问题，在根据这本书调整饮食之前，请咨询你的医生。

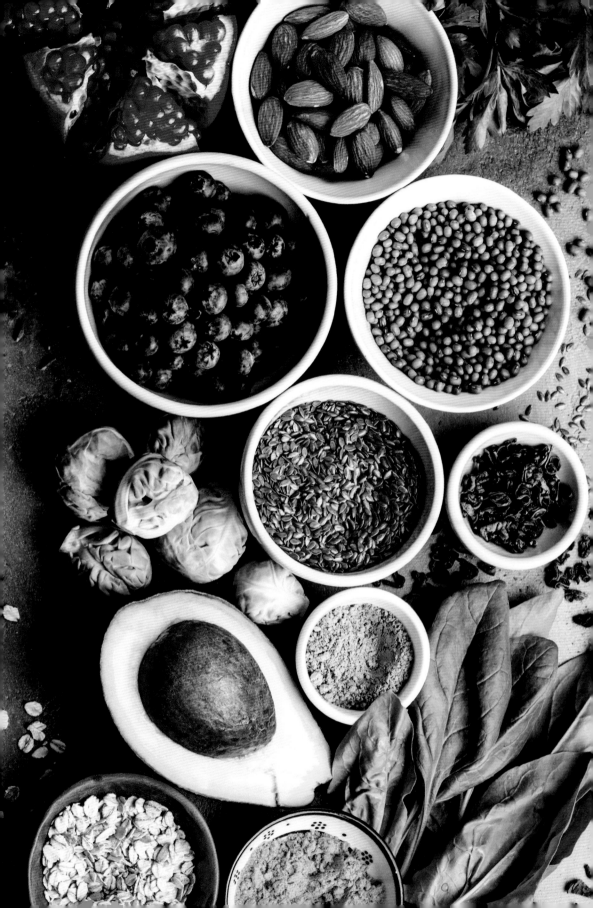

## 常见术语表

在这本书中，你会看到很多与炎症和抗炎属性相关的科学术语。以下是书中常见的术语及其定义，供你在阅读时参考。

**抗氧化剂：**保护细胞不受自由基侵害的成分；能起到抗氧化作用的物质，高达数千种，其中包括维生素 C、维生素 E、β - 胡萝卜素、类胡萝卜素、黄酮类、硒等。

**类胡萝卜素：**是一种使植物呈黄色、橙色或红色，同时能改善健康的天然色素，包括β - 胡萝卜素、叶黄素和番茄红素等。

**黄酮类：**是隶属于多酚类的一个庞大亚种，包括黄酮醇、儿茶素、白藜芦醇、花青素、槲皮素、山奈酚、芹菜素和异黄酮等。

**自由基：**是一种活性分子，是消化食物、运动，以及炎症的自然产物；但是在香烟烟雾、紫外线、污染物、某些药物以及其他环境因素下暴露，也可能产生自由基。

**升糖指数（GI）：**用来评估某种食物提高血糖浓度的比值。升糖指数高的食物会导致血糖迅速升高。

**肠道菌群：**也被称为肠道微生物群或微生物丛，指的是消化道中的细菌和微生物。有益的细菌被称为益生菌，益生元是益生菌的"食物"。

**炎症标志物：**体内有炎症时，可以在血液中检测到特定标志物。血液检测分析的是血液中的 C- 反应蛋白（CRP）水平，以及包括肿瘤坏死因子 -α（TNF-α）和白细胞介素 -6（IL-6）在内的促炎细胞因子。

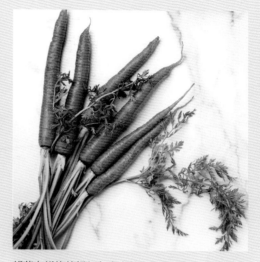

胡萝卜鲜艳的橘红色来自其中的类胡萝卜素和 β- 胡萝卜素。

**ω-3 脂肪酸：**抗击炎症的多元不饱和脂肪酸包括：在植物中发现的 α - 亚麻酸（ALA），以及在部分鱼类中发现的二十碳五烯酸（EPA）和二十二碳六烯酸（DHA）等。

**氧化应激：**一种体内自由基和抗氧化剂水平不均衡的状态，也被称为氧化损伤。处于这种状态时，体内的自由基会损害细胞，引起炎症，进而引发炎症性疾病。

**多酚类和酚类化合物：**被认为具有抗炎和抗氧化作用的有益植物化合物。

# 什么是炎症?

炎症是损伤或感染引发的一种身体反应。常见的急性炎症症状——发红、肿胀、疼痛——是正常现象，也是健康的表现。但是，如果炎症持续不消，就有问题了。与感染、割伤、受伤引发的急性炎症不同，慢性炎症的症状更不易察觉，持续时间更长。

轻微的慢性炎症会使身体和免疫系统处于高度戒备状态。这个时候通常不会有明显的症状，但是会表现为关节和身体疼痛、疲劳、抑郁、焦虑、便秘、腹泻或其他消化系统问题等。引发慢性炎症的根本原因有很多，其中包括：不良饮食习惯、压力大、缺乏体育锻炼、睡眠质量不佳、吸烟、过量饮酒以及肥胖。

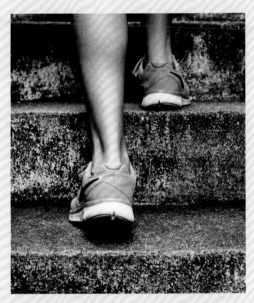

健康饮食结合日常锻炼，可以有效减少炎症标志物。

## 炎症性疾病

随着时间的推移，慢性炎症会对身体造成严重伤害，不仅会损伤细胞，还会引发其他疾病。以下是一些与慢性炎症相关的疾病：

- 心脑血管疾病
- 癌症
- 2 型糖尿病
- 阿尔茨海默病
- 抑郁和焦虑
- 银屑病
- 红斑狼疮
- 类风湿性关节炎
- 炎症性肠病（克罗恩病和结肠炎）
- 脂肪肝
- 肾脏疾病
- 哮喘

请注意，目前无法确定炎症是引发上述疾病的单一原因，可以确定的是，炎症促进了这些疾病的发展。

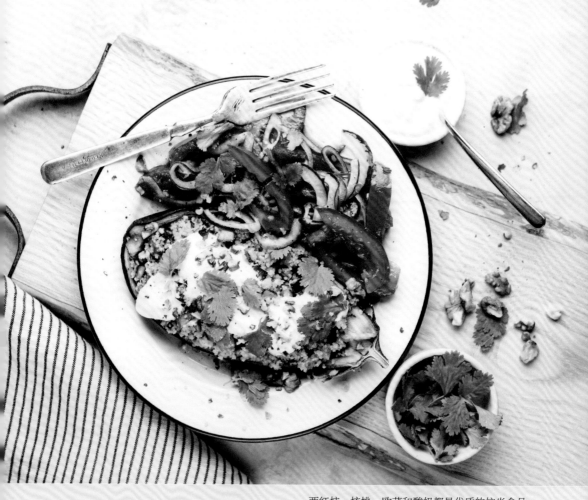

西红柿、核桃、欧芹和酸奶都是优质的抗炎食品。

### 饮食和炎症

　　不良饮食习惯被认为是引发慢性炎症的主要原因。某些食物会通过各种各样的机制促进炎症的发展。饱和脂肪和反式脂肪、酒精、精制糖、碳水化合物可能增加优化致炎因素的释放，或者以改变肠道菌群和肠道环境的方式促进炎症。这些食物也会引发氧化应激。所谓氧化应激，指的是损伤细胞的自由基和清除自由基的抗氧化剂处于一种不平衡的状态。接下来，会通过以下几个方面，简述饮食和炎症之间的主要作用。

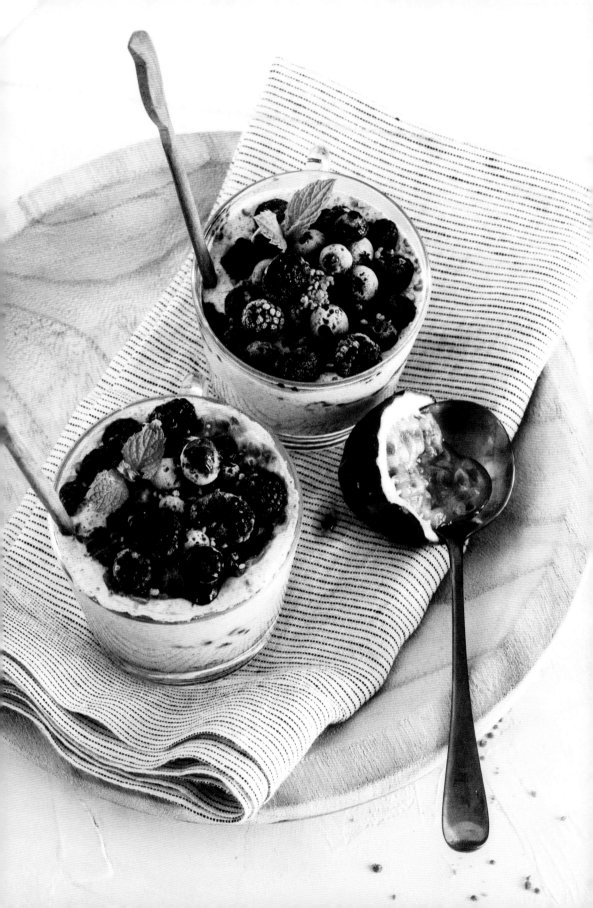

## 血糖

高添加糖、高碳水化合物的饮食，比如油酥糕点、甜食、糖果、汽水，以及用小麦粉制作的食品，会导致高血糖和胰岛素抵抗。胰岛素是人体摄入碳水化合物之后释放的一种降血糖激素，它会帮助细胞吸收血液中的葡萄糖。发生胰岛素抵抗时，细胞维持健康血糖水平的效率降低。长此以往，高血糖会引发氧化应激，触发释放炎症化合物。这种现象在 2 型糖尿病患者身上表现得尤为明显。天然糖——比如水果中的糖分，以及复合碳水化合物，如全谷物和淀粉类蔬菜，吃天然糖也会造成血糖升高。

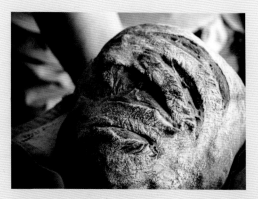

全麦面包对你的消化系统更有益。

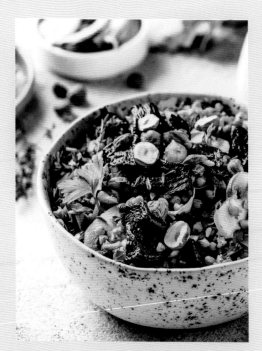

搭配了蘑菇、红洋葱、切碎的欧芹和榛子的甜菜荞麦沙拉。富含植物精益蛋白的餐食，可以提供对抗炎症的化合物、纤维素和营养物质。

## 肠道健康

很多精制碳水化合物和精制糖、精加工食品、酒精，以及饱和脂肪酸或反式脂肪酸摄入过量，会对肠道内壁造成损害，增加它的渗透性。如果肠道管壁受损，刺激性物质就会从肠道"渗漏"进体内的其他器官，引发炎症。若过度摄入这类食物，同时没有摄入足量的纤维素，就会破坏肠道菌群。肠道细菌失衡会触发炎症。摄入富含有益细菌（益生菌）和益生元（充当益生菌"食物"的膳食纤维）的食物，能促进微生物群的健康。

## 肥胖

超重可能会导致炎症。人们认为，脂肪组织会释放包括 IL-6 和 TNF-α 在内的促炎细胞因子。我们都知道，肥胖是诱发心脏病、2 型糖尿病，增加感染风险的一个危险因素，慢性炎症正好可以对此做出部分解释。吃富含植物、健康脂肪和精益蛋白的食物，能帮助你维持健康体重。

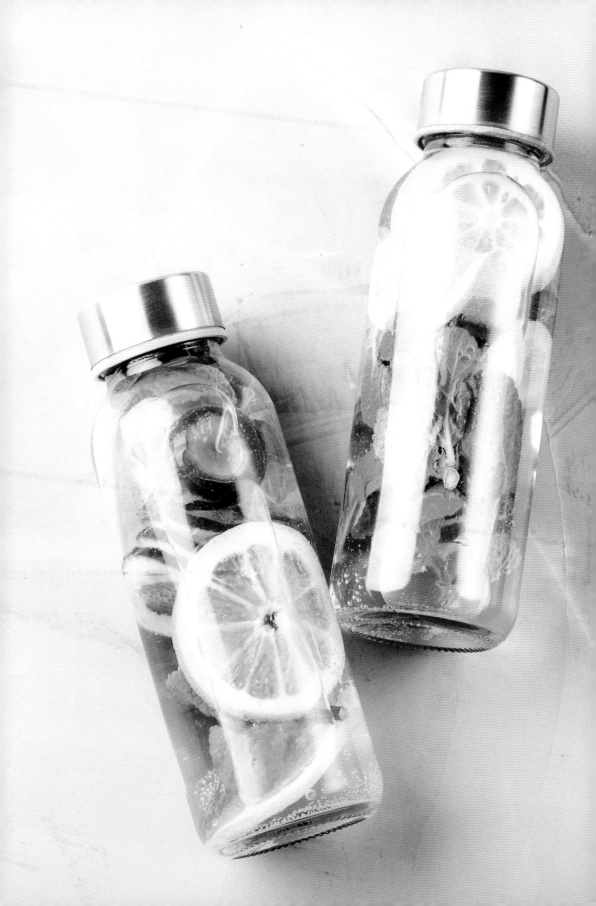

# 生活方式的选择

除了饮食习惯以外，还有很多可能引发炎症的因素。比如，衰老过程会刺激炎症化合物的释放和自由基的积累。许多与炎症相关的疾病，如阿尔茨海默病、心脏病、2型糖尿病以及癌症，发病率会随着年龄的增长而增加。虽说衰老是生命的自然过程，但是营养丰富的饮食可以让你健康地衰老。

除了老化之外，这些非饮食因素也会促进慢性炎症：

- 缺乏锻炼
- 吸烟
- 睡眠质量不佳
- 压力大

通过改变饮食习惯对抗炎症时，解决这些问题也很重要。抗炎饮食会对你的健康管理产生巨大影响。但是久坐不动、吸烟、压力大或者长期睡眠质量不佳造成的炎症反应，会抑制调整饮食带来的正面效果。如果你在调整饮食的同时，选择健康的生活方式，你付出的努力就会得到更多的收获。

## 关于水合作用

脱水与慢性炎症密切相关。如果患者患有影响关节的炎性疾病，比如类风湿性关节炎，在脱水状态下就会加剧疼痛。这是因为水能润滑关节。保持水合状态有助于缓解关节疼痛，还能减轻整个身体的炎症。除了足量饮水，还可以多吃含水量高的食物，比如黄瓜、西瓜、草莓、柑橘、生菜和哈密瓜。

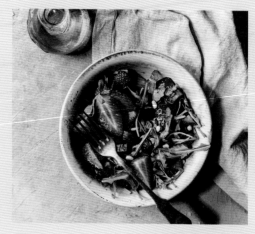

在你的日常饮食中加入水果和蔬菜沙拉这类含水量高的食物。

# 促炎食物

　　某些特定食物可能会通过刺激释放炎症化合物，损害肠道健康，从而引发体内的炎症。控制这类食物的摄入量，能有助于缓解慢性炎症。

可能引发炎症的食物包括：

- 含有反式脂肪的食物：油炸食品、包装类烘焙食品、氢化油、冷藏面食、某些冷藏食品（如奶酪棒）、起酥油、人造黄油、馅饼皮、微波炉爆米花
- 脂肪含量高的肉类
- 腌肉和午餐肉
- 精制糖，如糖果、汽水和烘焙食品中的糖
- 酥皮点心、甜甜圈、蛋糕、饼干，以及其他由精制面粉或精制碳水化合物制作的食品
- 酒精

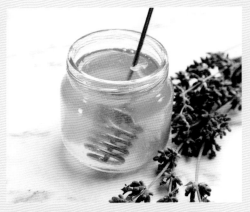

蜂蜜、龙舌兰花蜜和枫糖浆被视作天然甜味剂，但它们仍然属于糖类。

## 关于糖

　　精制糖会以多种形式出现在食物中，有些制造商会用不同的名字将其"隐藏"起来。在成分表上，你看到的可能是甜菜糖、红糖、糙米糖浆、甘蔗糖、固体玉米糖浆、结晶果糖、枣糖、蒸发甘蔗汁、高果糖玉米糖浆、转化糖、麦芽糊精、糖蜜或白砂糖。

　　产品成分表是按照重量排序的，因此只要不使用同一种糖，即便这种食物中大部分是糖，制造商也能将它们列在成分表靠后的位置。因此要控制或避免名称中带有"含糖""加糖""糖渍"字样的食物，另外也要警惕以"健康甜点"为卖点的食品。虽然商家那样宣传，但实际情况可能并非如此，看他们的食品成分表就会发现，其中可能添加了大量会引发炎症的糖分。

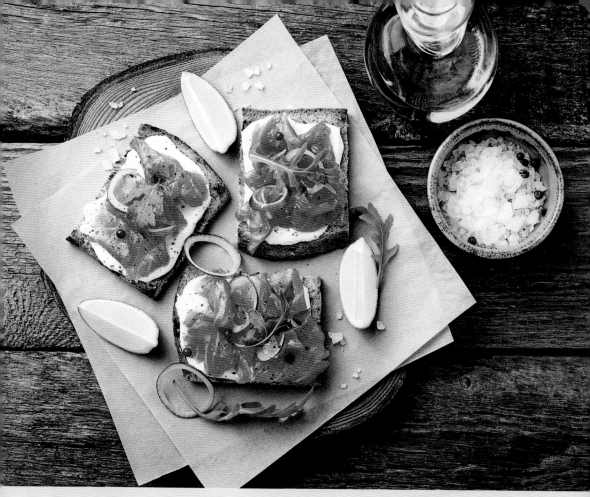

所有三文鱼类食物中都含有 ω-3 脂肪酸。与新鲜的三文鱼相比，相同分量的烟熏、腌制三文鱼以及三文鱼罐头中的 ω-3 脂肪酸往往含量更高。

## ω-6 脂肪酸还是 ω-3 脂肪酸的争论

有些专家推测，过度摄入 ω-6 脂肪酸会引发炎症。这种过度摄入主要源于食品供应中广泛使用的高度精制植物油和种子油。

然而，大多数研究发现，ω-6 脂肪酸并不会加剧炎症。尽管如此，用特级初榨橄榄油代替高度精制的植物油和种子油还是会带来益处。橄榄油富含抗氧化剂，它的抗炎作用已经得到证实（参见第 87 页）。另外，通过食用高脂肪的鱼类、植物或补充剂获取 ω-3 脂肪酸非常重要。

# 抗炎食物

　　有些食物会触发炎症，有些食物则能对抗炎症。能提供抗氧化剂、有益化合物、ω-3脂肪酸和纤维素的食物，都具有抗炎潜力。与减少促炎食物的摄入量相比，增加这些食物的摄入量，更能有效缓解慢性炎症。

　　以下是含有抗炎营养成分和化合物的常见食物列表：

- 蔬菜
- 水果
- 豆类
- 高脂肪鱼类
- 谷物
- 坚果
- 种子
- 橄榄油
- 佐料和香料
- 发酵食品
- 黑巧克力
- 绿茶

　　要想最大化获益，就要尽力追求饮食的多样性，这张列表中的任何一类都不要放过，尤其是水果和蔬菜。这些食物会为你的身体提供各种各样的抗炎化合物。不过，你也不必觉得，为了抗击炎症，你需要吃下所有的食物。如果你不喜欢绿茶或泡菜，不必为此感到烦恼，可以从你喜欢的食物中进行挑选。接下来，你会看到一份关于常见食物的一览表，这张表会将食物分为抗炎、中性、促炎三个类别。它会帮助你在制订饮食计划时做出明智的选择。

## 关于咖啡因

　　人们经常会将咖啡因归类为促炎成分，但是通常情况下并非如此。摄入过量咖啡因可能会引起焦虑、失眠或胃肠道功能紊乱，如果你对咖啡因敏感，它的负面效果会更明显。在这种情况下，你最好控制咖啡因的摄入量。不过，有些人从未体验过咖啡因的副作用。而且喝咖啡与改善健康、降低疾病风险之间是存在确切联系的，可能是因为其中富含抗氧化剂。

　　摄入咖啡因的方式会影响它产生的效果。喝黑咖啡，或者加一点奶油或牛奶，是没有问题的。但是如果在其中加入大量糖，就可能会引发炎症。因此要避免加糖的咖啡饮料，比如风味拿铁、卡布奇诺，以及添加了糖和人工香料的咖啡因能量饮料。

# 简明食物图表

检查这些列表，看看哪些食物是抗炎的，哪些是中性的，哪些是促炎的。

| 分类 | 蔬菜 | 水果 | 谷物和面粉 |
|---|---|---|---|
| 抗炎食物 | 所有新鲜蔬菜——生吃或者简单烹煮即可 | 所有新鲜水果——生吃或者做成其他食品，但不要加糖 | 燕麦、全谷物（比如糙米或野稻）、藜麦、100% 全谷物面粉，如全麦和斯佩尔特小麦磨成的面粉 |
| 中性食物 | 淀粉类蔬菜，如土豆和玉米，能提供有益的营养成分，但会大幅提升血糖 | 水果干虽然有丰富的营养和纤维，但很容易过量食用，提升血糖 | 白米的纤维物质比全谷物少，尽量少吃 |
| 促炎食物 | 所有油炸蔬菜；在蔬菜中加入过多的奶酪或培根；加糖的蔬菜汁；高糖和高脂肪的胡萝卜蛋糕和西葫芦面包 | 糖水水果罐头、甜果干、蜜饯、加糖的果汁和水果冰沙 | 由大量的白面粉和精制谷物制成的面食和其他食品，比如面条、白面包、贝果面包、馅饼、酥点和烘焙食品 |

| 分类 | 蛋白质 | 脂肪 | 甜食 | 饮料 |
|---|---|---|---|---|
| 抗炎食物 | 高脂肪鱼类、豆类、全豆制品、无糖希腊酸奶 | 生的或烤的坚果和种子、特级初榨橄榄油、牛油果和牛油果油，高脂肪鱼类 | 适量的黑巧克力、用适量原生蜂蜜和纯枫糖代替精制甜味剂、水果 | 水、绿茶或红茶、全部用蔬菜或水果做的果蔬汁 |
| 中性食物 | 瘦肉、鸡蛋 | 适量奶酪、椰子油或种子油 | 用少量糖和全谷物面粉制作的相对健康的烘焙食品或零食 | 100%纯蔬菜汁或水果汁、咖啡、花草茶 |
| 促炎食物 | 午餐肉、快餐汉堡、三明治、腌肉、肥肉和深加工人造肉 | 蜜饯、坚果、反式脂肪、深加工奶酪酱和奶酪 | 用精制糖和碳水化合物制作的甜食、冰激凌、糖果、汽水 | 酒精、汽水、加糖的果汁或冰沙、能量饮料 |

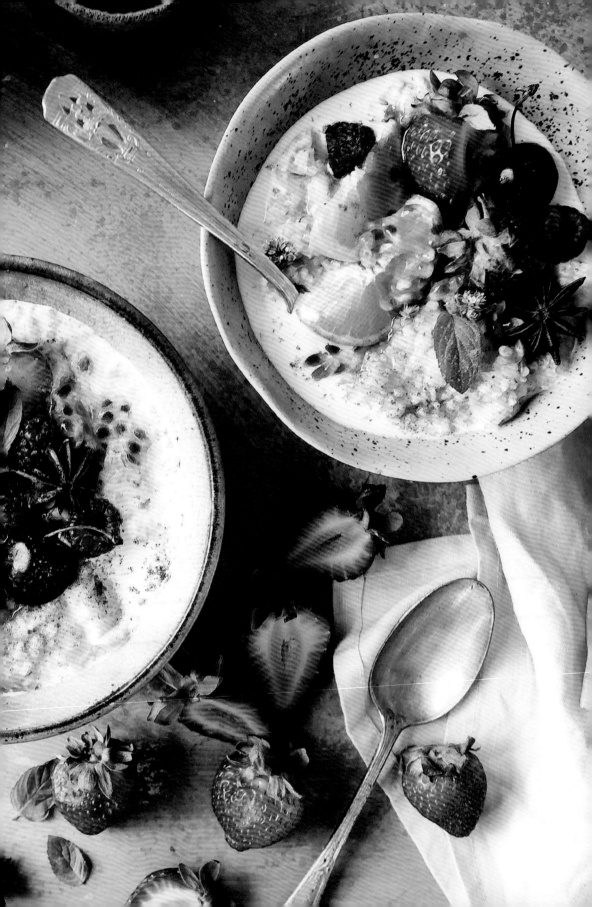

# 抗炎饮食规划

你翻看这本书时会发现，其中并没有需要严格遵守的抗炎饮食法则或指南。通过饮食来抗击炎症，强调的是在日常饮食中融入抗炎食物，而不是强制限定你吃什么。对抗炎有帮助的各种饮食模式，如地中海饮食以及一系列控制血压的饮食（DASH）模式，存在很多共同之处。这些饮食明显以植物为主，主要由蔬菜和水果构成，强调摄入健康脂肪，比如鱼类、坚果、橄榄油，同时控制或适量摄入高脂肪动物类食品及糖。几乎所有与健康相关的饮食模式，都以这些指导原则为基础，抗炎饮食也不例外。

记住这些原则，来探究书中的 50 种食物。怀着跃跃欲试的心情去尝试这些抗炎食物，挑战自己的饮食习惯，尝试以这些食物为基础的新型饮食。将这些食物融入你的日常饮食后，就会发现，你会自然而然地开始少吃那些促炎食物，即便你根本没有特意去控制它的摄入。烤红薯会取代薯条，燕麦加新鲜坚果取代加糖燕麦。由于没有严格的规定，抗炎饮食可以给你喜欢的零食或一杯美酒留下一席之地，或许这些放纵会退出你的日常生活，变成偶尔为之的小乐趣。

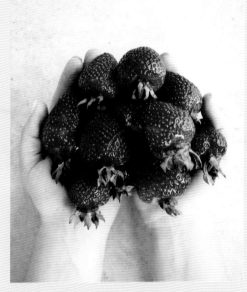

可以将一份新鲜的草莓，加入果蔬盘，或者来 1 勺酸奶，简单加个餐。

## 简明抗炎食物图表

当你开始尝试一种新的饮食方式时，定下某种形式的方案，会对你的执行提供一定帮助。

在准备每一顿饭时，可以参考下面的比例，选择不同类型的食物，对于将抗炎食物融入日常饮食来说，这是一个非常实用的操作指南。

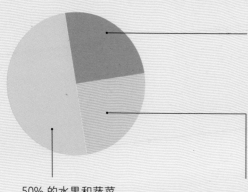

25% 的瘦肉和高脂肪鱼类

- 以高脂肪鱼类、豆类和其他植物蛋白为主
- 每周 2 次高脂肪鱼类
- 适量食用鸡蛋和瘦肉

25% 的复合碳水化合物

- 食用全谷物，100% 全谷物或以豆类为主的面食，或红薯
- 水果或豆类也可以用来补充碳水化合物

50% 的水果和蔬菜

- 大多数时间，每天至少 1 餐，食物中有绿叶蔬菜
- 每周有 5 餐以上，食物中包含十字花科蔬菜
- 每周 2 次以上，餐盘中有浆果类
- 用各种各样的水果和蔬菜作为补充

## 正餐之外

### 健康脂肪
- 加入 1 盎司（约 28 克）坚果或种子
- 加入 1 ~ 2 茶匙坚果油或橄榄油
- 加入牛油果

### 喝什么
- 水
- 绿茶或红茶

### 轻松强化
- 1 勺酸菜或泡菜
- 用味噌烹饪
- 用酸奶调味
- 加入佐料和香料
- 吃 1 块黑巧克力结束进餐

# 特殊饮食

　　抗炎饮食可以被纳入特殊饮食。如果你正遵循某种特殊饮食模式，或者出于医学方面的考虑需要遵循某种特定的饮食模式，有些抗炎食物或许不太符合你的需求。以下是最常见的特殊饮食模式，以及需要注意的问题。下一章讨论的每种食物，都会提到与特殊饮食相关的信息。

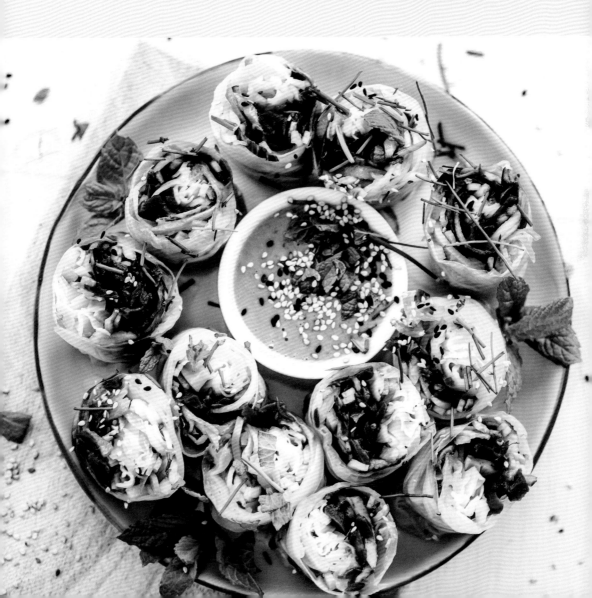

## 生酮饮食

生酮饮食讲究大幅降低碳水化合物，同时增加脂肪的摄入。水果、豆类、全谷物，以及红薯之类的高淀粉类蔬菜，基本上是不被列入生酮饮食的。但它允许食用包括坚果、种子、特级初榨橄榄油、高脂肪鱼类，以及非淀粉类蔬菜在内的其他抗炎食物。

## 低糖或糖尿病友好型饮食

如果你有糖尿病，或者需要调节血糖，或许曾经得到过一些饮食方面的建议，让你尽量吃升糖指数低的食物，避免血糖飙升。医生还会建议你避免进食含大量碳水化合物的食物，摄入时要与富含蛋白质、健康脂肪和纤维素的食物搭配食用。在平衡饮食时，已经意识到碳水化合物和升糖问题，书中的大部分食物，这些人都能享用。关键是，要注意红薯和其他淀粉类蔬菜、水果、谷物、豆类和蜂蜜等食物的摄入量。要吃完整的水果，而不是喝果汁。

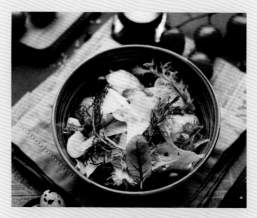

以沙拉为主的饮食作为无麸质饮食的组成部分，可以用鸡肉、鸡蛋这类富含蛋白质的食物填饱肚子。

## 无麸质（谷蛋白）饮食

乳糜泻或谷蛋白过敏患者，需要遵循无麸质饮食模式。这种饮食中排除了所有含谷蛋白的谷物，比如小麦、大麦，以及用谷蛋白制作的食品。这本书中介绍的所有食物，大部分都不含谷蛋白，但需要特别注意的是，有些全谷物类不属于无麸质食物。燕麦和藜麦本来不含谷蛋白，但是在加工过程中容易被含谷蛋白的食物污染；味噌酱可能由含谷蛋白的原料制作而成。如果你需要遵循无麸质饮食模式，在使用某种食物原料之前，先查看成分表，确定它是否含有谷蛋白。

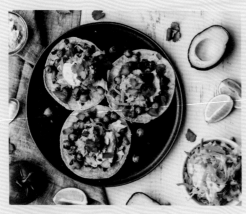

米粉加薄饼配蔬菜，是素食者和低糖饮食的理想食物。

## 纯素食或半素食

半素食主义者不吃鱼和肉，但是并不完全拒绝蛋奶制品；纯素食主义者则不吃所有动物制品。书中介绍的食物，以植物性食物为主。除了高脂肪鱼类和酸奶，大部分食物都可以被纯素食主义者和半素食主义者接纳。对于完全以植物类食物为基础的饮食模式来说，豆类以及包括豆腐在内的豆制品、日本青豆、坚果、种子，是很好的蛋白质来源。

## 外食注意事项

决定遵循抗炎饮食模式，并不意味着你就要放弃在外用餐，不过确实会让吃饭过程变得更具挑战性。下面的建议可以帮你读懂菜单，找到适合你饮食模式的菜肴。要想做好充分准备，可以在去饭店之前，先浏览相关网站查阅菜单。

**寻找蔬菜：**寻找以蔬菜为主的餐品。可以从沙拉或蔬菜汤开始，在主菜里也能找到一些以植物原料为主的菜肴。如果你点了沙拉，选择以绿叶蔬菜为主；如果是牛油果、水果、坚果、种子这类营养丰富的食材做辅料，则询问服务员调料是什么；如果高脂肪或高糖，就换成橄榄油和醋；如果这家饭店有素食汉堡，要看是否列出了全部食材。有些地方可能会提供一些用豆子、全谷物和其他营养丰富的食材制作的自制菜肴。用全谷物和蔬菜做的"一碗食（Bowl meal）"，正成为一种流行的餐品，这也是一个不错的选择。

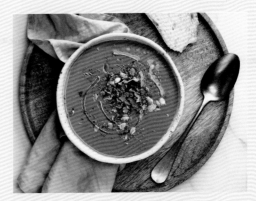

蔬菜汤可以作为饭店抗炎类菜肴中一道不错的主菜。

**确认鱼类：**很多饭店会供应海鲜，作为主菜，还会搭配蔬菜。只要不是油炸或者被浇上浓汁，鱼类是一个不错的选择。如果菜单上有三文鱼，就点上一份，补充一下 ω-3 脂肪酸。

**详读菜单：**有些菜肴是油炸的，或者搭配的是促炎食物，比如重口味的酱汁、白面包和面包卷、意大利面、白米饭，或者炸薯条。一定要详细阅读菜肴目录下的介绍，如果你不确定其中是否包含某种原料，可以咨询服务员。不要选择描述中带有"油炸""浇汁""浓郁""裹了面包屑"这类字眼的菜肴。问一下你是否可以把薯条或面包之类的配菜换成沙拉、汤、水果或蔬菜。如果你点的餐带米饭，要求用糙米代替精米。

**小心早餐：**外面的早餐通常由烤白面包和果酱或培根、香肠等加工肉组成，这些食物都会引发炎症。如果你吃的是这种早餐，请他们不要放肉。看看能不能用水果代替烤面包，或者选择 100% 全麦面包。

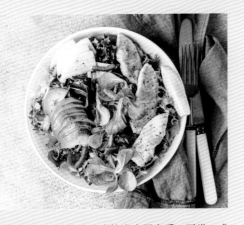

选择沙拉时，鸡胸肉这类的瘦肉蛋白质、豆类，或鸡蛋可以让这餐饭变得丰盛起来，不会让你有吃不饱的感觉。

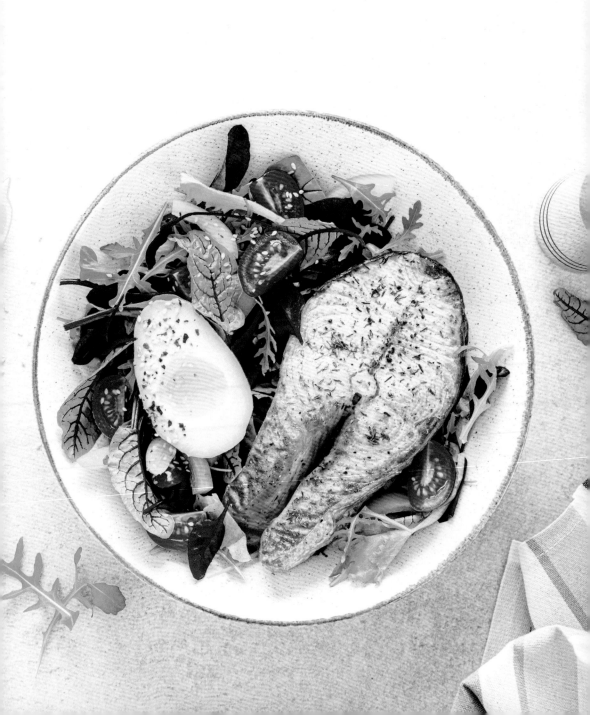

# 常见问题解答

计划实施抗炎饮食的人会有一些疑问，以下是几个最常见的问题。如有疑虑，请向营养师或医生咨询。

## 我需要避免摄入谷蛋白吗？

你可能听到过这样的说法，谷蛋白是一种促炎成分，应该将其排除在抗炎饮食之外。但如果你不是乳糜泻或谷蛋白过敏者，这个标准对你来说并不适用。以这本书中的食物为基础的抗炎饮食，几乎完全不含谷蛋白。例如，蔬菜、水果是抗炎饮食的基础，这类天然食物不含谷蛋白。但是，抗炎食物中不含谷蛋白，并不意味着谷蛋白本身是促炎成分。

另外，很多无麸质食品都经过深加工，且含糖量极高，几乎没有营养价值。选择无麸质饼干并不一定比普通饼干健康。如果你认为含谷蛋白的食物会让你感觉不舒服，或者消化不良，可以请营养师或医生对你的身体情况做出评估，再决定你是否需要遵循无麸质饮食模式。如果你围绕这本书中的食物制订饮食计划，就不会摄入太多的谷蛋白。

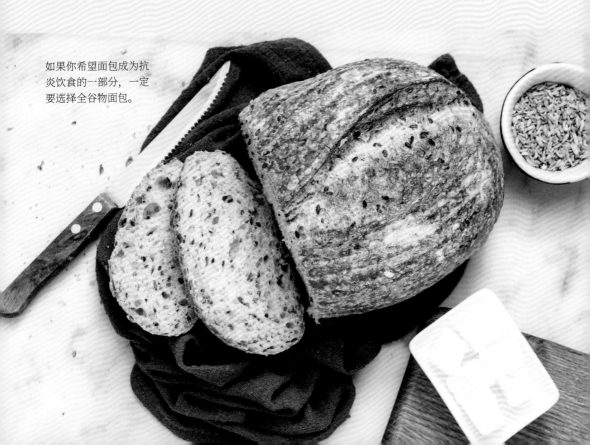

如果你希望面包成为抗炎饮食的一部分，一定要选择全谷物面包。

## 我需要避开乳制品吗？

有关乳制品和炎症的研究，一直很混乱，至今没有定论。酸奶，由于富含益生菌，被视作抗炎食物。但是，其他奶制品的效果就没有这么明确了。由于普遍认为高饱和脂肪类食品与炎症有关，因此全脂乳制品或许不能被视作抗炎饮食的优质候选食材。但偶尔吃一些乳制品并不会让你的努力付之一炬。如果你乳糖不耐受，或者吃完乳制品后感觉不舒服，最好少量或者不要食用。

## 我需要完全戒酒吗？

过度饮酒会伤害肠道内壁，久而久之，会导致刺激物从肠道"泄漏"到身体中，进而引发炎症。喝太多酒还会导致体重上升，增加某些与炎症相关的疾病患病风险。因此在遵循抗炎饮食模式时，最好控制酒精的摄入量。降低饮酒频率会带来更多的益处，尤其是在尝试抗炎饮食的前几周或前几个月内。

## 有机产品比普通产品好吗？

有机农场通常不太使用杀虫剂，以及工业化种植方法。跟普通农场比，对环境更有益。杀虫剂是否会损害人体健康一直存在争议。虽然某些农药大剂量残留会威胁健康，但是大部分专业人士认为，一般农产品的农药残留几乎可以忽略不计，远低于建议的安全值。

普遍认为，增加水果和蔬菜的摄入能带来数不尽的好处，也能帮助人体对抗炎症。任何形式的产品——有机的、常规的、新鲜的、冷冻的，甚至是罐装的（选择不加盐的蔬菜水果罐头，而不是糖水罐头）——都是非常棒的食材，你只需根据自己的需要和喜好任意挑选。如果你更倾向于有机食品，想要扶持有机农业技术的发展，请挑选带有有机食品商标的水果和蔬菜。在吃之前进行冲洗或浸泡，去除食物表面的尘土、细菌和农药残留。

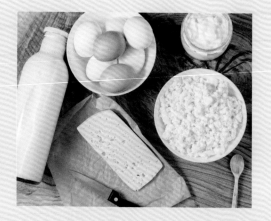

对于大部分遵循抗炎饮食模式的人来说，乳制品都不会是个问题，但尽量选择低脂类产品。

# 目录 [ CONTENTS ]

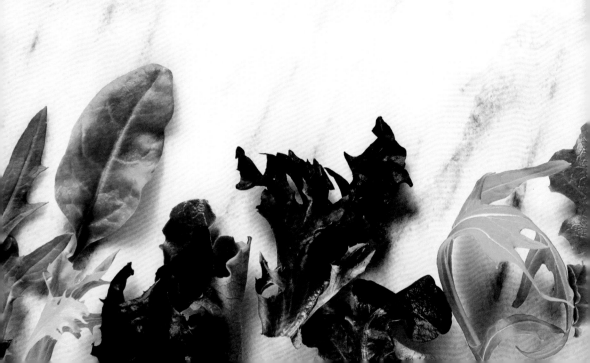

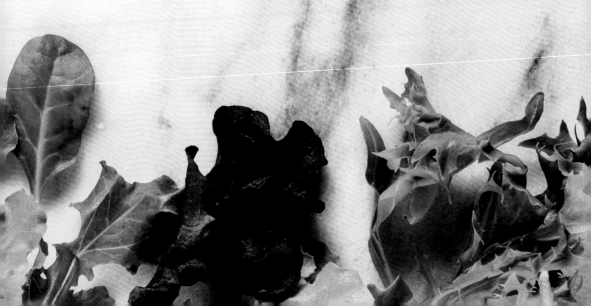

## 食谱

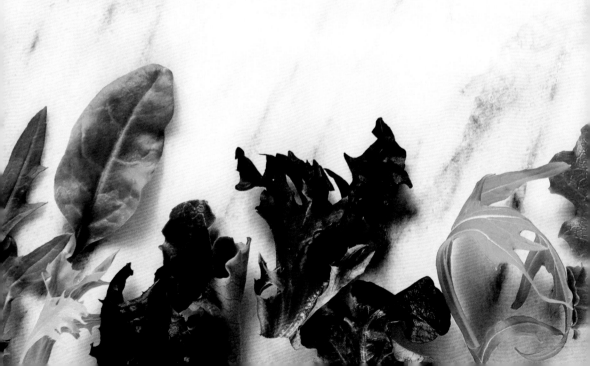

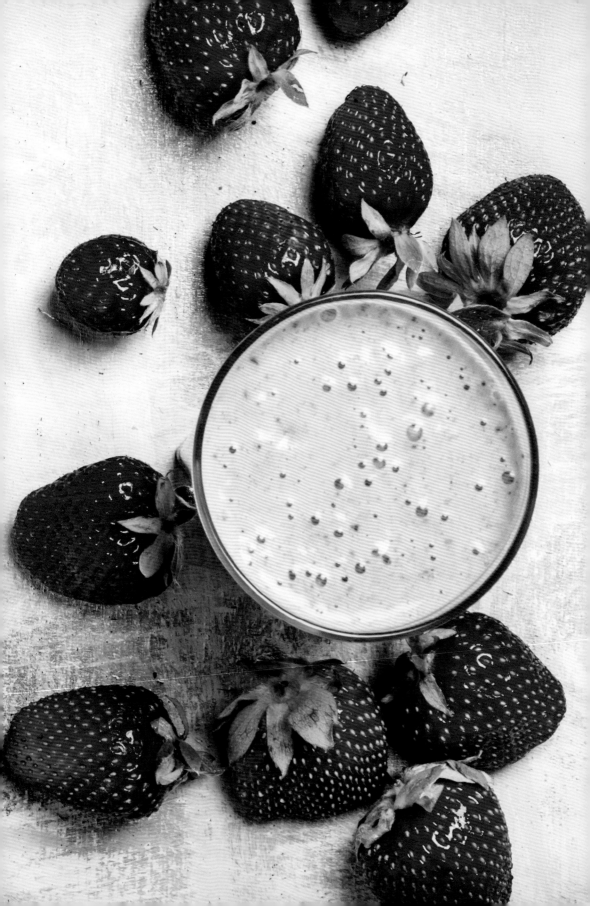

# 抗炎食物

现在你对抗炎饮食已经有了基本的了解，是时候讨论哪些食物是你日常饮食的最佳选择了。接下来，我们开始探索能抗击炎症，同时能帮助你的身体对炎症做出抗炎反应的50种食物。

这个章节从蔬菜和水果开始，水果蔬菜富含的微量营养素、抗氧化剂、纤维素，以及包括类黄酮和类胡萝卜素在内的多种抑制炎症的化合物。接下来，你会认识带有抗炎特性的全谷物、豆类、鱼类、坚果、种子和食用油。最后是佐料和香料、饮品、巧克力和发酵食品，这些都算是"补充剂"，可以帮你进一步激发这一餐的抗炎潜力。

**你知道吗?**

有些你最爱的蔬菜，其实是水果！因为果实是从开花植物的子房长出来的，它们有种子，比如番茄、辣椒。从营养和烹饪的角度出发，这些食材被分到了蔬菜一类。

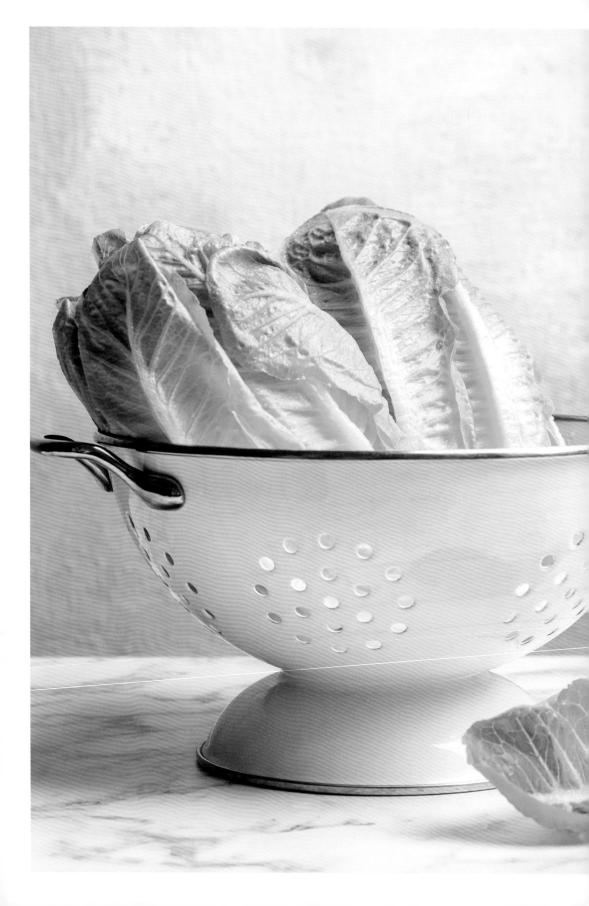

# 绿叶蔬菜

- 富含维生素 C-

绿叶蔬菜包括生菜、菠菜、绿叶甘蓝、瑞士甜菜、卷心菜、豆瓣菜、芥菜叶、萝卜叶、芝麻菜和羽衣甘蓝等，其中有很多属于十字花科蔬菜（见第 5～7 页）。大部分绿叶蔬菜都含有丰富的抗氧化剂，比如维生素 A 原、维生素 C，以及能起到抗炎作用的植物成分，如叶黄素。

## 挑选绿叶蔬菜

新鲜的绿叶蔬菜叶片完好，偏深绿色，不萎不蔫。瑞士甜菜、绿叶甘蓝和羽衣甘蓝有些苦，芝麻菜和芥菜叶有辣味，菠菜和生菜味道相对清淡。

## 料理方法

绿叶蔬菜中的某些抗炎成分对温度敏感，遇热会分解。生吃或者简单地蒸煮，可以让其中的维生素 C 得以保留。食用时，搭配牛油果或橄榄油之类的植物油脂，可以促进维生素 A 和叶黄素等脂溶性营养成分的吸收。

## 如何摄入更多绿叶蔬菜

- 倒入冰冻水果和酸奶，与绿叶蔬菜一起搅拌，做成冰沙
- 用绿叶甘蓝替代玉米饼，作为墨西哥卷饼的饼皮
- 在汤、鸡蛋饼或者炒菜中加入切碎的绿叶蔬菜

**你知道吗？** 羽衣甘蓝、绿叶甘蓝、甜菜和芥菜叶都可以炒着吃，也可以和其他食材一起做成果蔬汁或冰沙，或者做成腌菜。

## 营养成分

2 杯切碎的羽衣甘蓝（约100 克）

| | |
|---|---|
| 热量 | 18 卡路里 |
| 脂肪 | 0.7 克 |
| 蛋白质 | 1.4 克 |
| 碳水化合物 | 2.2 克 |
| 纤维 | 2 克 |
| 天然糖分 | 0.2 克 |
| 钠 | 26 毫克 |
| 钾 | 174 毫克 |

## 绿叶蔬菜和你的饮食

对于纯素食主义者和半素食主义者、恪守生酮饮食或无谷物饮食模式的人，以及糖尿病患者来说，绿叶蔬菜是绝佳的食物。

多吃绿叶蔬菜对高血压患者大有裨益，因其钠含量很低，通常还能补充人体所需的钾。人们常被建议，摄入足够的钾和适量的钠，可以维持血压健康。绿叶蔬菜中的抗炎成分可以使与心脏病相关的炎症得到缓解。

绿叶蔬菜中含有丰富的维生素 K（也就是凝血维生素）。如果你正在服用稀释血液的药物，在准备增加绿叶蔬菜摄入量之前，请先咨询医生的意见。如果你曾有肾结石病史，要谨慎食用菠菜和甜菜。这类蔬菜中含有大量草酸盐，可能会促进结石的形成。另外，生食绿叶蔬菜还可能加重炎症性肠病（IBD）患者的症状。

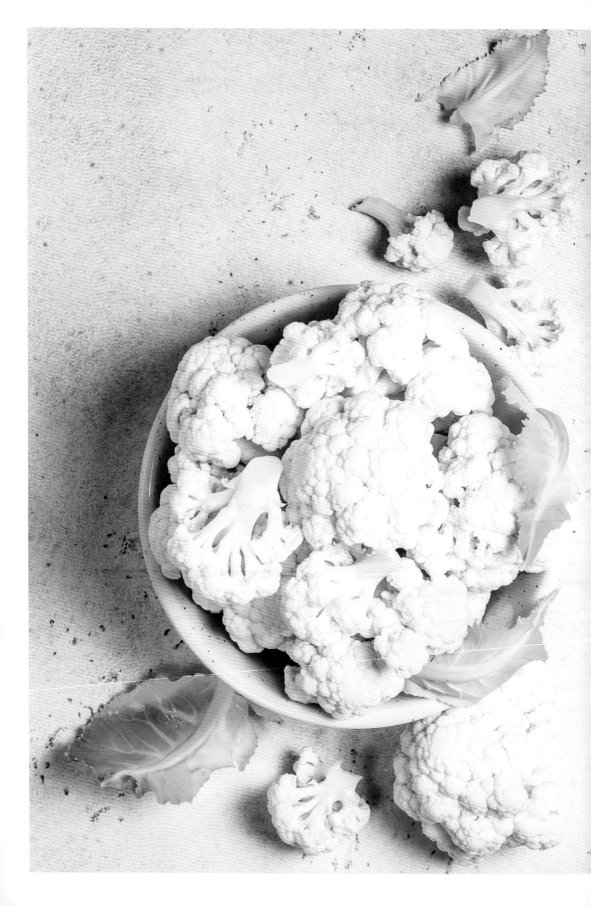

# 十字花科蔬菜

- 芸苔属抗氧化剂 -

十字花科是植物科属的一个分类名称，它用来指代一类蔬菜。西蓝花、菜花、抱子甘蓝、菜苗（菜心）、小萝卜、甘蓝、擘蓝、芜菁甘蓝和萝卜等蔬菜都属于十字花科。包括芝麻菜、白菜、甜菜、绿叶甘蓝、羽衣甘蓝、芥菜叶和豆瓣菜在内的很多绿叶蔬菜，也属于十字花科。十字花科蔬菜通常味道较重，有些有非常明显的苦味或辣味。

这些蔬菜能为人体提供一种名为硫代葡萄糖苷的含硫化合物，硫代葡萄糖苷可以分解成异硫氰酸盐，进而起到抗炎和抗癌的作用。有些十字花科蔬菜中含有能有效抗炎的山奈酚，比如西蓝花、抱子甘蓝、卷心菜。不仅如此，这类蔬菜通常富含维生素 A 原和维生素 C，能起到抗氧化剂的作用。

## 挑选十字花科蔬菜

挑选西蓝花或菜花时，选择茎秆坚挺，花头紧凑，没有黑色或棕色斑点的。抱子甘蓝不要选叶子发黄的，小萝卜要选摸起来硬实，叶子呈鲜绿色的。新鲜的甘蓝包心扎实，没有蔫叶。擘蓝、芜菁甘蓝、萝卜要确保外皮完好。这些蔬菜顶端可能有裂缝，但若表皮出现裂缝则说明品质不佳。

## 营养成分

2 杯生菜花（约 200 克）

| | |
|---|---|
| 热量 | 54 卡路里 |
| 脂肪 | 0.6 克 |
| 蛋白质 | 4.2 克 |
| 碳水化合物 | 10 克 |
| 纤维素 | 4.2 克 |
| 天然糖 | 4 克 |
| 钠 | 64 毫克 |
| 钾 | 640 毫克 |

## 如何摄入更多十字花科蔬菜

- 抱子甘蓝搭配水果干、坚果碎和柠檬，淋上橄榄油

- 爆炒西蓝花和菜花，或者用料理机把它们做成"米饭"

- 用面条机将擘蓝、芜菁甘蓝、萝卜做成"面条"，代替意大利面

- 小萝卜切片，加入沙拉

- 甘蓝切丝做成凉拌菜，用希腊酸奶或以橄榄油为主的酱汁调味

## 料理方法

十字花科蔬菜既能生吃，也可以煮熟食用。烹饪方法对其抗炎作用的影响还在研究，目前还没有准确的结论。

生吃可以让其中的抗炎营养成分得以保留，比如维生素 C、硫代葡萄糖苷和其他植物化合物。但是有些加工方式，会增加异硫氰酸盐的含量，这种物质由硫代葡萄糖苷转化而成，能带来很多益处。

有确凿证据显示，蒸、炒、微波，以及其他轻加工方式，能增加这类蔬菜中的异硫氰酸盐。另一方面，煮和炖则会降低它们的含量。

## 十字花科蔬菜和你的饮食

无论是纯素食主义者、半素食主义者，还是践行无麸质或低碳水化合物饮食模式的人，都可以享用十字花科蔬菜。这类蔬菜通常耐受性良好，富含纤维素且营养丰富，同时还是一种低碳水化合物、低热量的食材。不过，吃太多会让肠胃感到不适，有些人会胀气或排气，有消化问题的人尤其如此。

甲状腺功能减退或桥本甲状腺炎患者要控制十字花科蔬菜的摄入量，吃的时候要煮熟。由于这类蔬菜中有甲状腺肿原，大剂量摄入会干扰甲状腺功能。适量食用则无须担心，但是如果你有甲状腺疾病，请先咨询你的医生。

最后，如果你正在服用稀释血液的药物，要避免大幅增加这类蔬菜的摄入量。很多十字花科蔬菜都富含维生素 K，这是一种能起到凝血作用的营养物质。正在服用稀释血液药物的人，最好控制维生素 K 的摄入量，并向医生咨询饮食变化是否会对此产生影响。

## 多多尝试

- 菜花：口感温和，有白色、黄色、紫色等品种

- 西蓝花：料理简单，用途广泛，有草的味道

- 芝麻菜：味道辛辣，为菜肴增添一抹亮色

- 豆瓣菜：有强烈的辣味，可以替代香草使用

- 擘蓝：口感像西蓝花梗，可以生吃，也能烤或炒

- 小萝卜：红色的口感刺激辛辣，白色的口感相对温和

- 芜菁甘蓝：做成泥状可以代替土豆泥，降低碳水化合物的摄入

- 芥菜叶：和与它名字相似的芥末一样味道辛辣

- 萝卜：切成条烤制，辛辣味会变得柔和

- 羽衣甘蓝：一种散发着浓郁的泥土味的绿叶蔬菜

**你知道吗？** 玛卡是一种生长在秘鲁的十字花科蔬菜。可加工成玛咖粉，加入冰沙、能量棒或燕麦片中食用。

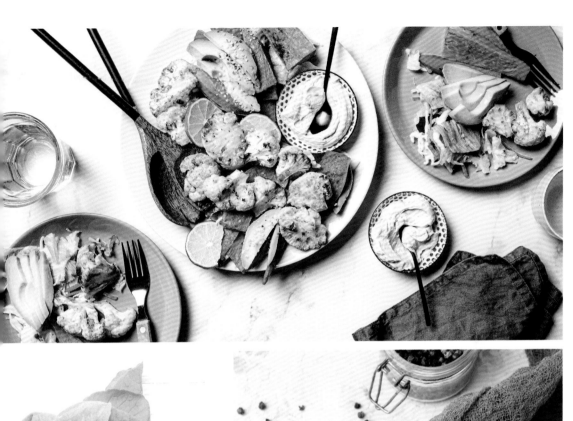

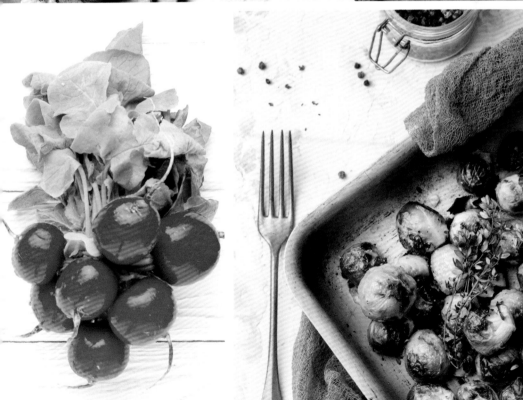

从上到下顺时针方向：菜花为一顿素食午餐，带来芸苔属植物的抗炎助力；只加了香草烤制的抱子甘蓝；一捆新鲜的小萝卜。

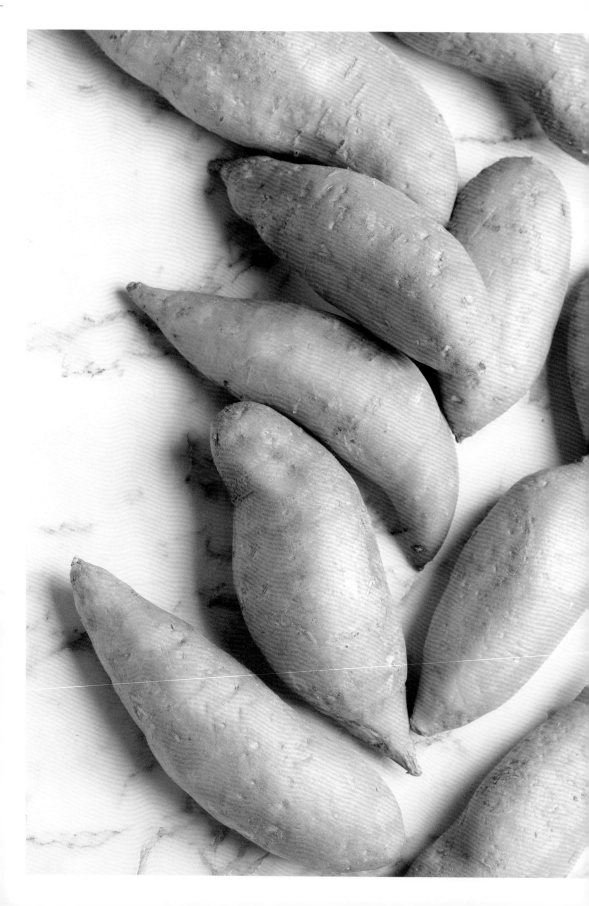

# 番薯

- 强力补充 β- 胡萝卜素 -

番薯中有大量能抗击炎症的营养成分和化合物。不仅富含维生素 C，还富含 β-胡萝卜素，这种天然色素使其呈现出一种好看的橘色，会在体内转化成维生素 A。这些营养成分都能起到抗氧化剂的作用，帮助平衡会促进疾病发展的破坏性自由基。

## 挑选番薯

番薯摸起来应该是坚实的，表面没有破损或褶皱。越小的番薯，味道越甜。可以在当季时多买，能储存很久。在阴凉干净的环境中至少可以保存两周。

## 料理方法

长时间高温烹煮会使番薯中的营养成分流失。不要剥皮，控制烹煮时间，可以最大限度地保留番薯中的 β- 胡萝卜素和维生素 C。和烤番薯相比，蒸煮会更好，至少能保留其中的水溶性营养成分。

## 如何摄入更多番薯

• 捣成泥，配上橄榄油、鼠尾草、肉桂和一点枫糖浆

• 早餐将面包、贝果面包、酥点换成煎番薯

• 切块蒸煮过后打成糊状

**你知道吗?** 并不是所有的番薯肉都是橘色的！紫薯是花青素的优质来源，能起到减轻炎症的作用。

## 营养成分
1 杯生番薯切块（约 100 克）

| | |
|---|---|
| 热量 | 114 卡路里 |
| 脂肪 | 0.1 克 |
| 蛋白质 | 2.1 克 |
| 碳水化合物 | 27 克 |
| 纤维素 | 4 克 |
| 天然糖 | 6 克 |
| 钠 | 3 毫克 |
| 钾 | 448 毫克 |

## 番薯和你的饮食

无论是纯素食主义者、半素食主义者，还是无麸质饮食者，都可以将番薯作为候选食材。但其不适合生酮饮食和低碳水化合物饮食，与非淀粉类蔬菜相比，番薯的碳水化合物含量较高。

糖尿病患者可以将番薯作为复合碳水化合物的健康来源，但是要注意烹饪方法。有些烹饪方法会提高番薯的升糖指数。要控制血糖，最好煮熟，不要烤制或烘焙，也不要油炸。

番薯搭配棉花糖、红糖，以及大量黄油，可以做成节日大餐，偶尔大快朵颐。但这类番薯制品不太符合抗炎饮食的要求，如果你有心脏病或糖尿病，则更要注意。

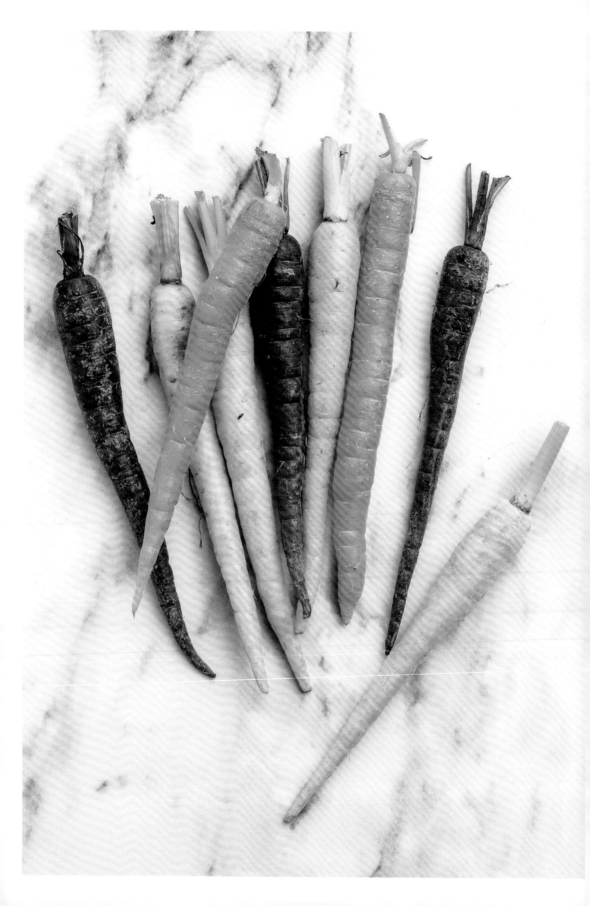

# 胡萝卜

- 富含叶黄素 -

胡萝卜中有丰富的抗炎成分，包括β-胡萝卜素、叶黄素和聚乙炔。另外紫胡萝卜中含有花青素，红胡萝卜含有番茄红素。这些化合物会通过各种方式缓解体内的炎症。特别值得一提的是胡萝卜汁，由于在预防炎症性肝病方面大有潜力，因此对啮齿类动物阶段的初步研究一直在持续进行。

## 挑选胡萝卜

胡萝卜要挑选颜色鲜亮、没有磕伤、表皮硬实、带叶子，叶子的颜色呈鲜绿色的。我们能在市面上看到好几种颜色的胡萝卜，味道大致相同。除了橘色胡萝卜，其他颜色的胡萝卜在烹制的过程中均会变色。

## 料理方法

胡萝卜经过烹饪，可以提高对 β－胡萝卜素的吸收。即便高温会导致 β－胡萝卜素部分流失，经过烹饪后，因其吸收率提高，所以也能将之弥补回来。为了进一步提高 β－胡萝卜素的吸收，可以搭配富含健康脂肪的食物一起食用。

## 如何摄入更多胡萝卜

• 吃小胡萝卜时搭配鹰嘴豆泥或酸奶作蘸料

• 切成条状，煎烤一下，淋上柠檬塔希尼酱

• 做玛芬蛋糕、面包，以及其他烘焙食品时，加一些切碎的胡萝卜丁

## 营养成分
1 根中等大小的胡萝卜

| | |
|---|---|
| 热量 | 25 卡路里 |
| 脂肪 | 0.1 克 |
| 蛋白质 | 0.6 克 |
| 碳水化合物 | 6 克 |
| 纤维素 | 1.7 克 |
| 天然糖 | 2.9 克 |
| 钠 | 42 毫克 |
| 钾 | 195 毫克 |

## 胡萝卜和你的饮食

胡萝卜是人们最常吃的一种蔬菜，而且几乎可以作为所有饮食模式的候选食材。由于胡萝卜味道甜美，因此对于刚刚开始抗炎饮食，正逐步增加蔬菜摄入量的人来说，胡萝卜是一个很好的选择。

胡萝卜的抗炎特性会让那些身患心脏病、高血压、关节炎、非酒精性脂肪肝（NAFLD）疾病，以及存在其他健康问题的人从中受益。

有些人会说，胡萝卜糖分"太高"，但是其中的糖都是天然糖，而且碳水化合物含量很低。另外，胡萝卜还是膳食纤维的优质来源。如果你在控制自己的碳水化合物摄入量，只需要注意吃了多少根胡萝卜。

**你知道吗？** 较大的胡萝卜可以做成"面条"状，作意大利面的无麸质替代。

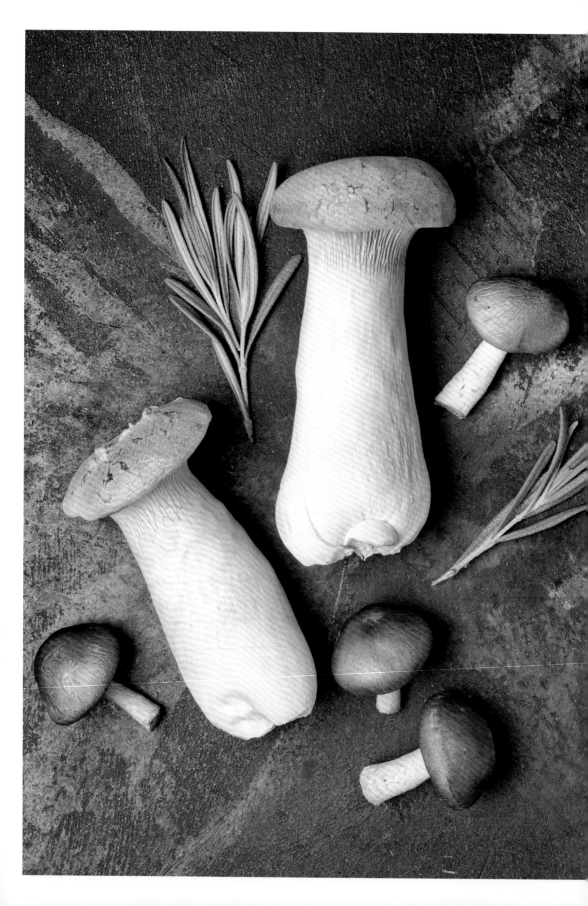

# 蘑菇

- 多糖供给站 -

很长时间以来，蘑菇一直被传统医学和民间当作药物使用。菌菇类中的抗炎化合物有多糖、萜类、多肽和酚类物质。

## 挑选蘑菇

各种蘑菇的抗炎潜力各不相同，灵芝的抗炎潜力最大。而香菇、波特菇、鸡油菌、牛肝菌、平菇是最美味的。蘑菇要选硬挺的，不要选发黏或变干的。做菜时，加入蘑菇粉和蘑菇提取物，往往比加入蘑菇味道更浓郁，而且抗炎活性高，这些蘑菇制品可能提取自灵芝、猴头菇、灰树花、香菇或云芝等。

## 料理方法

要想保留蘑菇的抗炎功效，可以选择生吃或一些简单的烹饪方法，比如蒸或快速爆炒。做的时候不要加入太多液体，不然蘑菇会变得寡淡无味。

## 如何摄入更多蘑菇

• 用蘑菇做植物"汉堡"，或者在其中加入糙米和蔬菜
• 在各种米糊或汤中添加蘑菇粉
• 用鹰嘴豆面、煎蘑菇、大蒜、羽衣甘蓝加橄榄油做一顿简餐

## 营养成分

1 杯切好的生蘑菇（约 100 克）

| | |
|---|---|
| 热量 | 16 卡路里 |
| 脂肪 | 0.2 克 |
| 蛋白质 | 2.2 克 |
| 碳水化合物 | 2.3 克 |
| 纤维素 | 0.7 克 |
| 天然糖 | 1.4 克 |
| 钠 | 4 毫克 |
| 钾 | 223 毫克 |

## 蘑菇和你的饮食

即便你在践行低碳水饮食、无麸质饮食、纯素食或半素食，蘑菇也可以融入你的食谱，轻轻松松就能达到抗炎的目的。

适量食用烹饪过的普通蘑菇，几乎不会有任何负面影响，但是食用药用蘑菇和蘑菇粉时要慎重，有些人在食用时会出现轻微不适，比如肚子痛。在你打算尝试蘑菇补充剂之前，请先咨询医生。如果你是孕妇或在哺乳期，又或者正在服用免疫抑制剂、化疗药物、血液稀释剂或血压药物，就需要更加注意。

有人声称，灵芝和其他蘑菇粉、蘑菇提取物能提高免疫力，进而帮助对抗癌症，其实支撑这种说法的证据非常有限。

**你知道吗？** 蘑菇，是非常好的家中常备食材。它的最佳保鲜方法是风干和脱水，再装入牛皮纸袋放进冰箱长时间保存。

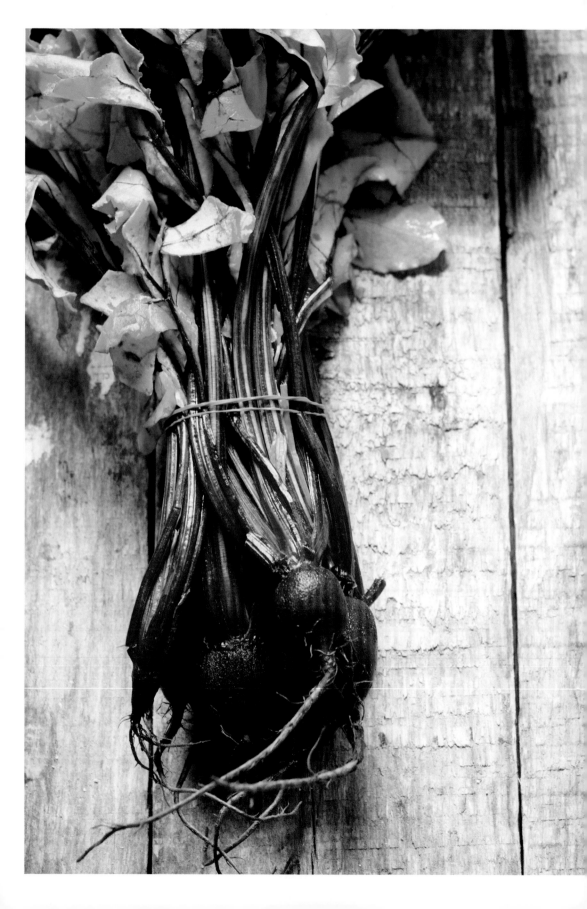

# 甜菜

- 富含甜菜色素的美味 -

单看甜菜的亮丽颜色，就能看出它颇具抗炎潜力。它的紫红色来自一种能起到抗氧化剂的作用、名为甜菜色素的天然色素。甜菜中还含有甜菜碱，能减少与心脏病、肾脏疾病、关节炎和糖尿病相关的炎症标志物。

## 挑选甜菜

要选坚挺的，不要有深色伤痕的。最常见的是红甜菜，也可以买到金黄色的基奥贾甜菜（甜菜根粉白相间）和白甜菜。新鲜健康的甜菜，绿色叶子没有枯萎或受损的痕迹。如果想节约时间，可以在农产品区找到包装好的预制甜菜。

## 料理方法

想要保留甜菜中的甜菜色素，可以选择生吃，或者蒸 15 分钟。烹煮，尤其是水煮，会使其中的甜菜色素流失。做甜菜的时候，它会让你的双手染色。仔细刷洗之后，手上的红色会淡化褪去。

## 如何摄入更多甜菜

- 把生甜菜擦丝做成凉拌菜，或者用面条机做成"面条"
- 蒸后搭配山羊奶酪、橄榄油和柠檬汁食用
- 将基奥贾甜菜和胡萝卜切成细丝，加入薄荷、欧芹、橙汁、蜂蜜和橄榄油做成色香味俱全的沙拉

**你知道吗?** 金黄色的甜菜同样含有甜菜色素。

## 营养成分

1 棵中等大小的甜菜

| | |
|---|---|
| 热量 | 35 卡路里 |
| 脂肪 | 0.1 克 |
| 蛋白质 | 1.3 克 |
| 碳水化合物 | 8 克 |
| 纤维素 | 2.3 克 |
| 天然糖 | 6 克 |
| 钠 | 64 毫克 |
| 钾 | 267 毫克 |

## 甜菜和你的饮食

甜菜天然符合无麸质、半素食和纯素食饮食模式的标准。和胡萝卜一样，甜菜中的天然糖含量比其他蔬菜高。但甜菜提供的是缓慢燃烧的碳水化合物，以及纤维素，因此只要适量，低碳水化合物饮食者也可以放心食用。

这种色彩艳丽的根茎蔬菜是抗炎饮食的优质食材，甚至会给高血压患者带来好处。甜菜中有硝酸盐，能在体内转化成一氧化氮，可以松弛血管。另外，也鼓励糖尿病患者吃甜菜，因为其中的营养物质能降低某些糖尿病并发症的发病风险。

但是，甜菜并不适合所有人。由于甜菜中有草酸盐，而草酸盐正是肾结石的诱因之一，因此有结石病史的人，应该控制甜菜的摄入量。

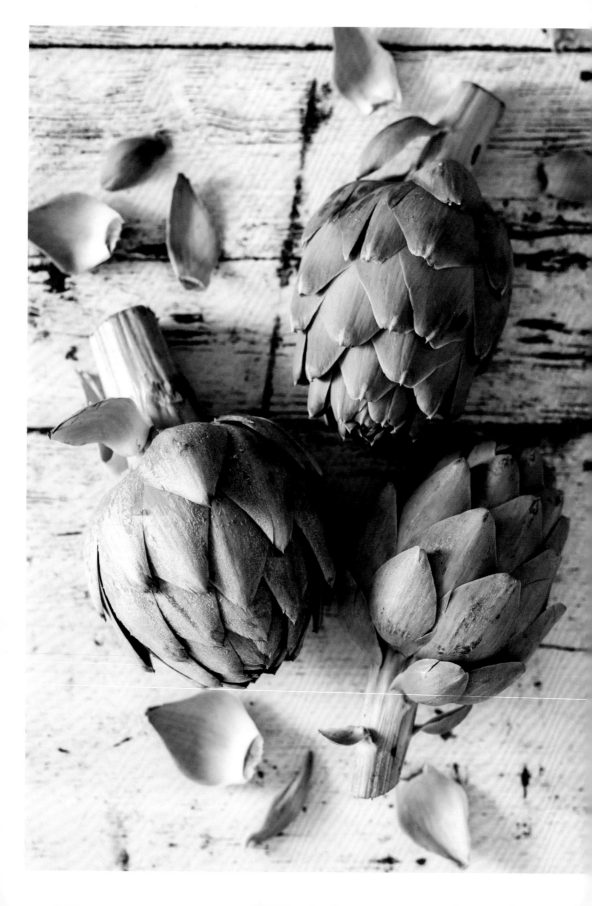

# 菜蓟

- 富含抗氧化剂的蓟属蔬菜 -

菜蓟是抗氧化剂含量最高的食物之一，富含高效的抗炎化合物菜蓟素和菜蓟苦素。菜蓟是膳食纤维的绝佳来源。高纤维食物能滋养肠道内的益生菌，减轻体内炎症。

## 挑选菜蓟

想要检查菜蓟的新鲜度，可以用手捏一下，看它是否会发出声音，如果有声音说明叶瓣肥厚，水分没有流失。罐装菜蓟心是一种经济实惠、易于保存，又节省时间的食材，但是罐头中不包含营养丰富的叶子。

## 料理方法

煮熟的菜蓟，叶子、茎、心都能吃。你可以去除外层叶片底部的小叶和中间的细毛，吃里面柔软的叶子和菜蓟心。与其他烹饪方式相比，蒸煮会使菜蓟中的抗氧化剂成分更易吸收。

## 如何摄入更多菜蓟

- 用柠檬汁、橄榄油或希腊酸奶、第戎芥末和新鲜香草做成酱汁蘸软嫩的菜蓟叶片食用
- 加入柠檬汁、橄榄油、大蒜和欧芹做一份菜蓟炒虾，搭配糙米饭食用
- 在沙拉中加入菜蓟心

**你知道吗?** 在料理过程中，用新鲜柠檬汁涂抹菜蓟的切面，可以防止菜蓟变成棕色。

## 营养成分

1 棵中等大小的菜蓟

| | |
|---|---|
| 热量 | 60 卡路里 |
| 脂肪 | 0.2 克 |
| 蛋白质 | 4.2 克 |
| 碳水化合物 | 13 克 |
| 纤维素 | 7 克 |
| 天然糖 | 1.3 克 |
| 钠 | 20 毫克 |
| 钾 | 474 毫克 |

## 菜蓟和你的饮食

菜蓟中包含大量纤维素，有强大的抗炎潜力，是可以融入所有饮食模式的优秀食材。无论是无麸质饮食、纯素食、半素食、低碳水化合物，还是心脏病、糖尿病友好型饮食，都有菜蓟的一席之地。

已经有研究在探索，菜蓟能为与慢性炎症相关的疾病，比如肝病和心脏病，带来哪些好处。菜蓟在帮助糖尿病患者降低血糖方面，也能发挥一定的作用。

由于菜蓟中含有大量的纤维素，因此有些人食用后，可能出现胀气、胃部不适或腹泻的症状，尤其是有消化问题的人。如果你第一次吃菜蓟，先不要吃太多，注意胃部感觉，若感觉耐受良好，再逐步增加食用量。

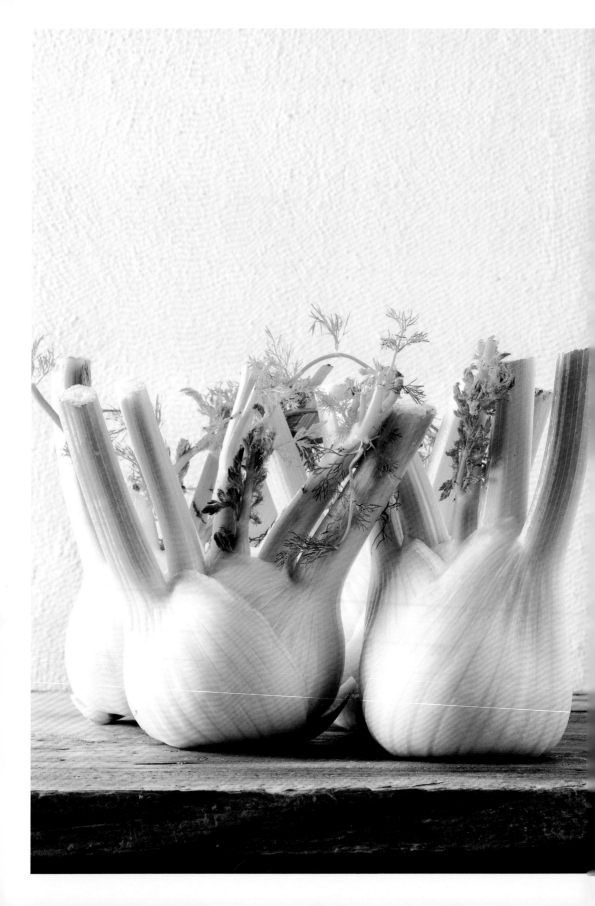

# 茴香

- 富含抗氧化剂 -

茴香是一种白色球茎的绿叶蔬菜（又称球茎茴香，其叶柄粗大，球茎为主要食用部位），味道与甘草类似。球茎和种子里都有能抗击炎症的植物化合物，其中包括抗氧化剂槲皮素和化合物茴香醚。茴香也被认为能缓解消化问题和炎症性肠病的症状，不过针对这方面的研究还不够充分。

## 挑选茴香

茴香球茎应该坚实，没有磕碰伤，茎秆硬挺。有时能看到茴香羽毛状的绿叶。叶子可以用作装饰和调味料，用途与新鲜的香草类似。在香料区和网络渠道都可以买到茴香种子。

## 料理方法

关于烹饪对茴香抗炎功效的影响，我们知之甚少。目前看来，生食或享用经过烹饪的茴香都能给我们的身体带来好处。准备食材时，把茴香球茎切成四块，把中间的部分掰下来，用冷水一层层清洗，清除夹层中隐藏的污垢。

## 如何摄入更多茴香

• 炖蔬菜肉汤或椰奶时加入茴香，用来煮海鲜
• 烤茴香加圣女果，配扁豆意大利面
• 用茴香籽泡茶

### 营养成分
1 杯生茴香球茎切片（约100 克）

| | |
|---|---|
| 热量 | 27 卡路里 |
| 脂肪 | 0.2 克 |
| 蛋白质 | 1.1 克 |
| 碳水化合物 | 6 克 |
| 纤维素 | 2.7 克 |
| 天然糖 | 3.4 克 |
| 钠 | 45 毫克 |
| 钾 | 360 毫克 |

## 茴香和你的饮食

天然的茴香符合无麸质饮食和纯素食主义者、半素食主义者的饮食要求。由于茴香中碳水化合物含量很低，而且是膳食纤维的优质来源，因此食用茴香能帮助糖尿病患者控制血糖。茴香中的抗氧化剂、纤维素和有益心脏的营养成分，非常适合心脏病患者食用。

茴香对炎症性肠病或肠应激综合征患者也有好处。据传闻说，喝茴香茶能缓解消化不良，但是关于茴香茶和茴香制剂的研究非常少。此外，建议遵循低 FODMAP（发酵性碳水化合物）饮食模式的人最好不要喝茴香茶。

**你知道吗?** 喝茴香茶或嚼茴香籽，能清新口气，这可能与其中的抗菌成分有关。

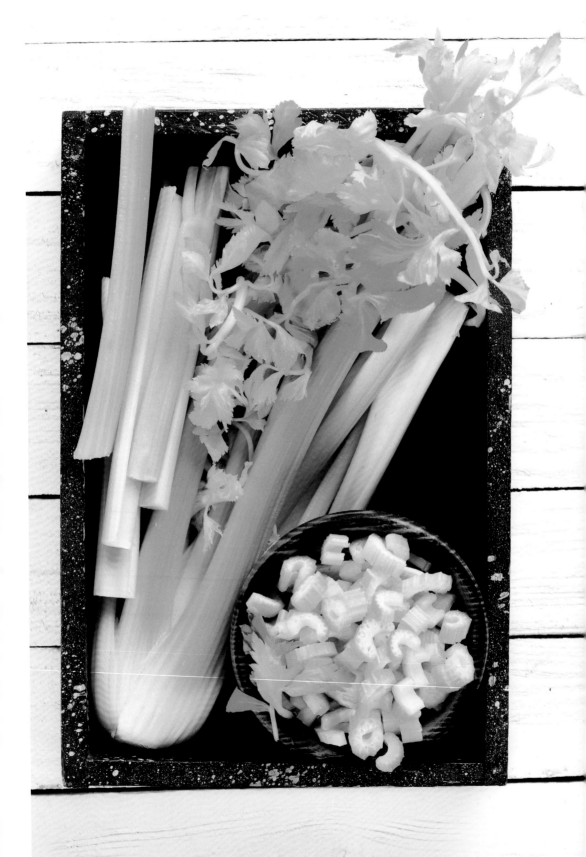

# 芹菜

- 富含黄酮类 -

芹菜大部分由水组成，多水的茎中含有不少抗炎化合物。芹菜中有很多黄酮类化合物，其中就包括抗氧化剂槲皮素。随着疾病的发展，细胞会受到损害，槲皮素可以为细胞提供保护。芹菜中有种名叫"Apiuman"的多糖，它会抑制某种蛋白质的生成，而被抑制的蛋白质正是触发炎症的信号。

## 挑选芹菜

新鲜的芹菜茎质地清脆，颜色鲜绿。已经蔫软、有磕碰伤，或脱水发干的，说明已经过了最佳食用期。要想让芹菜保持新鲜，应该用铝箔纸把芹菜茎包起来再放进冰箱抽屉。切好的芹菜茎可以浸泡在冷水中，再装入密封容器放进冰箱。

## 料理方法

烘烤、爆炒，以及用微波炉或高压锅烹饪，都已被证实可以提高芹菜的抗炎潜能，但它不能用水煮。

## 如何摄入更多芹菜

- 在芹菜茎上涂抹杏仁酱或葵花子酱，然后撒些葡萄干
- 用橄榄油、盐、胡椒、香草调味后放入烤箱
- 用希腊酸奶做健康的奶油芹菜汤

## 营养成分

1 根中等大小的生芹菜茎

| | |
|---|---|
| 热量 | 5.6 卡路里 |
| 脂肪 | 0.1 克 |
| 蛋白质 | 0.3 克 |
| 碳水化合物 | 1.2 克 |
| 纤维素 | 0.6 克 |
| 天然糖 | 0.5 克 |
| 钠 | 32 毫克 |
| 钾 | 104 毫克 |

## 芹菜和你的饮食

芹菜几乎适合包括纯素食主义者、半素食主义者、无麸质饮食、低碳水化合物饮食在内的所有特殊饮食模式。芹菜不仅能增加饱腹感，还是一种健康的抗炎食物。

芹菜的抗炎潜力可能会给 2 型糖尿病患者带来一些好处。芹菜中的槲皮素可以提高胰岛素的分泌，促进肝脏对葡萄糖的吸收，从而降低血糖。

但是，食用芹菜要适量。如果你正在服用药物，过量食用芹菜，尤其是高浓缩的芹菜汁，可能会有一些副作用。由于芹菜和芹菜汁能提供很多维生素 K，可能会干扰血液稀释剂的药效（参见第 3 页）。

**你知道吗？**

芹菜中的有益纤维素是肠道益生菌的养料，能协助调节体内的抗炎活动。芹菜榨汁，会损失其中的有益纤维素。

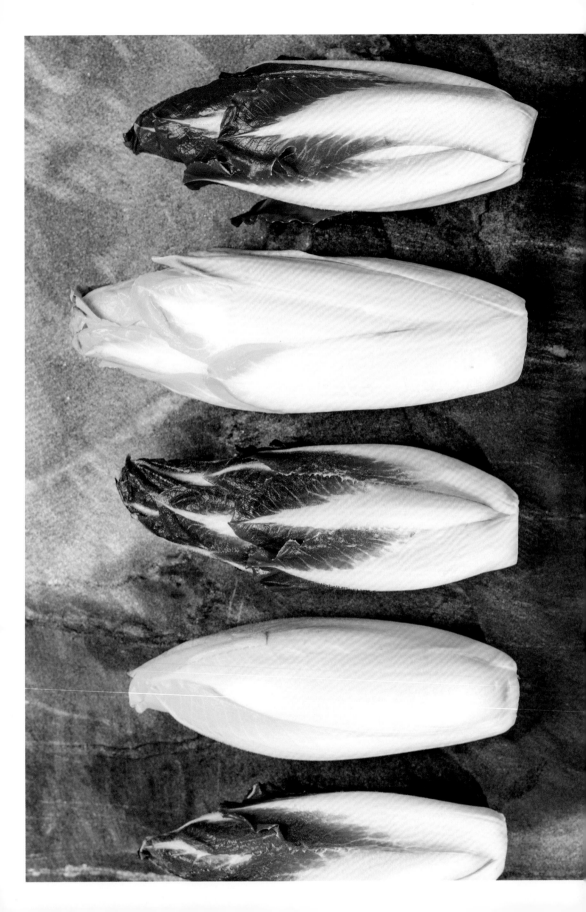

# 菊苣

- 富含抗氧化剂的叶菜 -

菊苣是一种类似于莴苣的蔬菜，味道有点苦，经过烹饪后会变得柔和。菊苣属中包括比利时菊苣、碎叶菊苣、红菊苣和阔叶菊苣。这些蔬菜都富含抗氧化剂和抗炎化合物，其中包括会让蔬菜呈紫色的花青素，以及类黄酮山奈酚。

## 挑选菊苣

选菊苣的时候，不要选择蔫萎或有瑕疵的。挑选比利时菊苣时，应挑选叶子包裹紧凑的。菊苣要避光保存，可以用纸巾包裹，装入袋子或容器，再放入冰箱。

## 料理方法

生吃或快速烹饪，能最大限度保留菊苣中的抗炎营养物质。如果你吃不惯菊苣的苦味或不习惯生吃，可以选择蒸或快炒；如果不喜欢红菊苣或比利时菊苣，也可以选择味道温和的碎叶菊苣和阔叶菊苣。

## 如何摄入更多菊苣

- 用红菊苣搭配第戎沙拉酱做沙拉
- 用健康蘸料搭配比利时菊苣当零食吃
- 加入白豆、柠檬汁和红辣椒碎，烹煮剁碎的阔叶菊苣

### 营养成分
半杯切碎的红菊苣（约 50 克）

| | |
|---|---|
| 热量 | 9 卡路里 |
| 脂肪 | 0.1 克 |
| 蛋白质 | 0.6 克 |
| 碳水化合物 | 1.8 克 |
| 纤维素 | 0.4 克 |
| 天然糖 | 0.2 克 |
| 钠 | 8.8 毫克 |
| 钾 | 121 毫克 |

## 菊苣和你的饮食

多吃菊苣，可以为你摄入绿叶蔬菜增加一些乐趣。不同于其他常见的沙拉蔬菜，菊苣味道独特，别具一格。不仅如此，所有特殊饮食模式都可以将菊苣当作候选食材。

对动物的初步研究表明，食用菊苣能帮助减轻与炎症相关的心脏疾病，清除动脉血管中的斑块堆积。实验研究发现，红菊苣中的化合物能帮助攻击癌细胞。虽然还需要更多的人体试验加以证实，但在你的饮食中加入菊苣，目前看来是有益健康的。

如果你正在服用稀释血液的药物，应该避免摄入大量菊苣类蔬菜，因为其中富含维生素 K（参见第 3 页）。

**你知道吗？** 菊苣属植物的根部也有抗炎属性。菊苣根中有能滋养肠道菌群的菊粉和益生元纤维素。

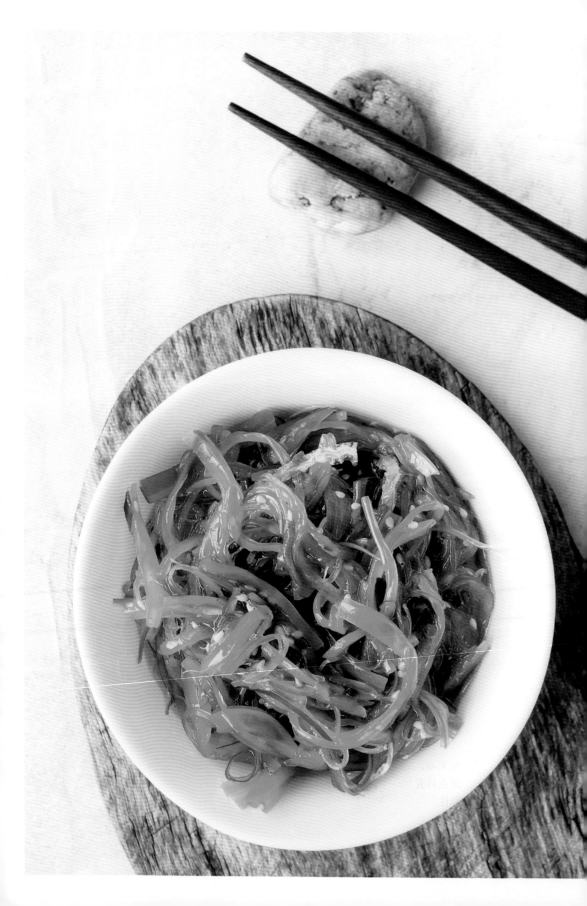

# 海菜

- 藻类抗氧化剂 -

海菜包括可食用的海草和海藻，比如紫菜、掌状红皮藻、海带、裙带菜、螺旋藻和小球藻。海菜中有很多能缓解炎症的营养成分。每种海菜都有独特的营养成分，同时它们都是抗氧化剂、重要的矿物质碘和膳食纤维的优质来源。海藻中还含有"抗炎明星" ω-3 脂肪酸。

## 挑选海藻

海藻通常会被包装好放在干货区出售，你可以在超市、健康食品商店，以及线上购买。小球藻和螺旋藻常会制成粉末售卖。

## 料理方法

海藻有咸味，味道鲜美。干海藻在做菜时有很多用处，在水里浸泡 5 ~ 10 分钟就能重新泡发。和晒干或烤干的海藻相比，冻干海藻能保留更多的营养成分。

## 如何摄入更多海藻

• 把海藻碎洒在沙拉酱或爆米花上

• 用芝麻油、米醋、蜂蜜、生姜和酱油，拌入泡好的海藻，做一份沙拉

**你知道吗?**

由于螺旋藻是宇航员绝佳的营养来源，美国航天局的科学家正在研究它在太空中生长的可能性。

## 营养成分
### 5 克干海藻零食 *

| | |
|---|---|
| 热量 | 60 卡路里 |
| 脂肪 | 4 克 |
| 蛋白质 | 3 克 |
| 碳水化合物 | 2 克 |
| 纤维素 | 2 克 |
| 天然糖 | 0 克 |
| 钠 | 100 毫克 |
| 钾 | 180 毫克 |

\* 因品牌、海藻种类和加工方法不同，营养成分存在一定差异。

## 海菜和你的饮食

对于大多数饮食模式来说，海菜都是一种安全、健康的候选食材。小球藻和螺旋藻中包含所有必需氨基酸，是完全蛋白质的优质来源，因此纯素食和半素食主义者可以通过海菜来补充蛋白质。

有些海菜中的碘含量高至危险水平，过量食用可能会引发碘中毒。碘会影响甲状腺功能正常运作，所以要适量食用海菜。如果你有甲状腺疾病，在尝试海菜之前，请先咨询你的医生。

海藻还能吸附重金属，比如水银和铅。即便海藻中的重金属含量通常低于危险水平，但是如果你大量食用海藻，重金属也可能在你体内不断累积。有机海藻的重金属含量通常低于非有机海藻。

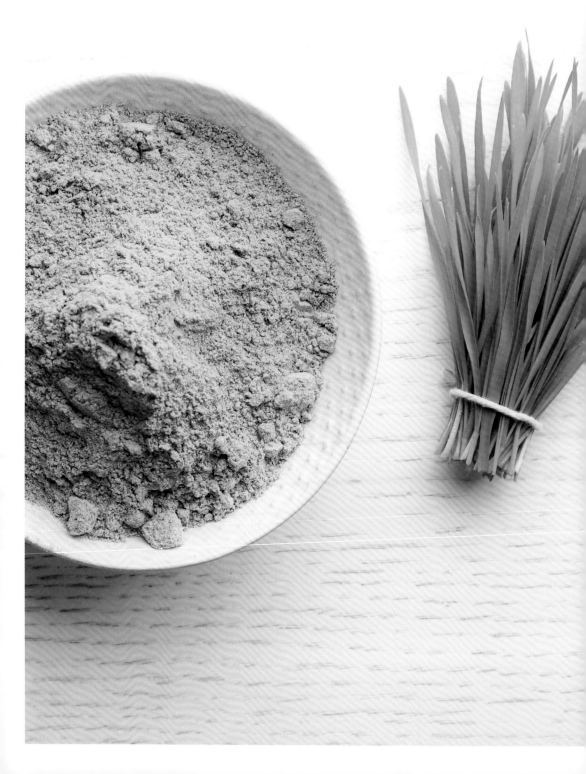

# 小麦草

- 富含叶绿素 -

这种嫩草是小麦发芽之后长成的。小麦草看起来像稻草，只不过是绿色的。小麦草被誉为超级食物，通常被榨成麦草汁食用。它是否具有治疗效果，目前还没有充分的研究资料加以证实，但是初步研究结果显示，小麦草具有潜在的抗炎效果。小麦草中富含抗氧化剂、叶绿素、纤维素，以及其他能抗击炎症的化合物。

## 挑选小麦草

小麦草有一股浓重的泥土味。市场很难买到新鲜的小麦草，在健康食品商店或许能买到。商店里最常见的是小麦草汁、小麦草粉或小麦草片。选购小麦草粉时，挑选纯草汁脱水，不含添加糖和多余添加剂的。

## 料理方法

新鲜小麦草和小麦草干粉都能提供有益健康的营养物质。目前没有证据表明任何一种小麦草制品的抗炎特性明显优于其他产品。

## 如何摄入更多小麦草

- 可以用新鲜小麦草或小麦草粉自制果蔬汁或冰沙
- 加入凤梨汁、橙汁，或苹果汁，会更好喝

**你知道吗？** 一项小规模研究发现，连续一个月每天喝小麦汁，能减轻溃疡性结肠炎患者的症状。

## 营养成分
一茶匙小麦草粉（约10克）

| | |
|---|---|
| 热量 | 25 卡路里 |
| 脂肪 | 0 克 |
| 蛋白质 | 1 克 |
| 碳水化合物 | 6 克 |
| 纤维素 | 4 克 |
| 天然糖 | 0 克 |
| 钠 | 0 毫克 |
| 钾 | 240 毫克 |

## 小麦草和你的饮食

想要获得小麦草中的营养，食用的时候要谨慎，还要注意适量。如果你想吃小麦草补充剂，记住这些食品并不是十分规范。其中的小麦草含量不一定与列表标注的一致，也可能受到了污染。

乳糜泻患者或对谷蛋白敏感的人在食用小麦草时要格外小心。一般来说，小麦草中不含谷蛋白，因为它来自小麦不含谷蛋白的部分。在购买时，还是要找有无麸质标签的，确保没有谷蛋白残留。

新鲜的小麦草，尤其是自己种植的，很容易受霉菌和细菌感染。由于有被污染的风险，孕妇或哺乳期妇女、儿童，以及免疫系统受损的人，应避免食用。

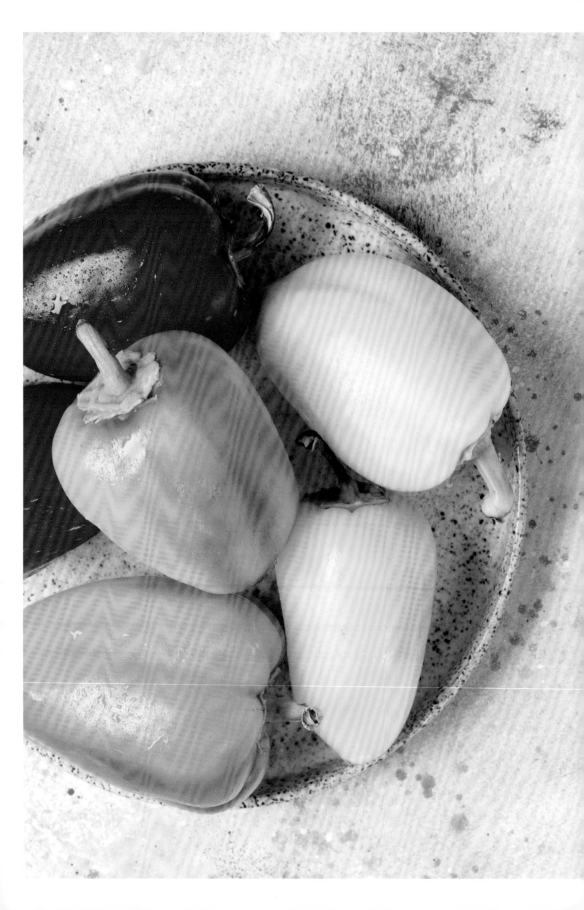

# 辣椒

- 富含辣椒素的蔬菜 -

虽然味道不同、形状各异，但是所有辣椒都具有抗炎特性。柿子椒富含维生素 C，以及能起到抗氧化作用，给辣椒赋予颜色的天然色素。辣椒中含有复合辣椒素，能抗击炎症，这也是它辣味的来源。

## 挑选辣椒

新鲜辣椒摸起来硬实光滑，表皮发亮，没有褶皱，辣椒柄没有变色。如果你喜欢温和甘甜的味道，就选柿子椒；如果你喜欢辣味，就选墨西哥辣椒、塞拉诺辣椒、小辣椒或者红辣椒。

## 料理方法

和绿柿子椒相比，红柿子椒中的 β-胡萝素和维生素 C 含量更高。辣椒是辣椒素的最佳来源。要想保留其中的抗氧化剂，最好生吃，或者快速烹饪。爆炒、微波或蒸食，可以提高辣椒的抗氧化能力。

## 如何摄入更多辣椒

- 将白豆和谷物塞入柿子椒
- 用干辣椒做成辣椒碎、辣椒粉和红椒粉等调味料使用
- 在酱汁中加入切碎的墨西哥辣椒或赛拉诺辣椒

**你知道吗？** 有人说，青辣椒就是未成熟的红辣椒。实际上并非完全如此。柿子椒的颜色是由种子品种决定的。

## 营养成分

1 个中等大小的生柿子椒

| | |
|---|---|
| 热量 | 37 卡路里 |
| 脂肪 | 0.4 克 |
| 蛋白质 | 1.2 克 |
| 碳水化合物 | 7 克 |
| 纤维素 | 2.5 克 |
| 天然糖 | 5 克 |
| 钠 | 5 毫克 |
| 钾 | 251 毫克 |

## 辣椒和你的饮食

辣椒并非适合所有人。有些克罗恩病患者和溃疡性结肠炎患者反馈，吃刺激性的辣椒会加重他们的病症。

患有关节炎、银屑病、红斑狼疮或炎症性肠病等免疫缺陷或炎症性疾病的人，有时会被建议不要吃辣椒。辣椒属茄科，茄科植物中有一种名为生物碱的化合物，人们认为这种化合物会触发炎症。然而，支持这种说法的研究相当有限。实际上，茄科属蔬菜中有大量有助于抑制炎症的营养元素和化合物。

如果你有炎症问题，可以请营养师帮你辨别哪些食物对你来说不宜食用，同时还能帮助你区分辣椒和茄科属蔬菜。

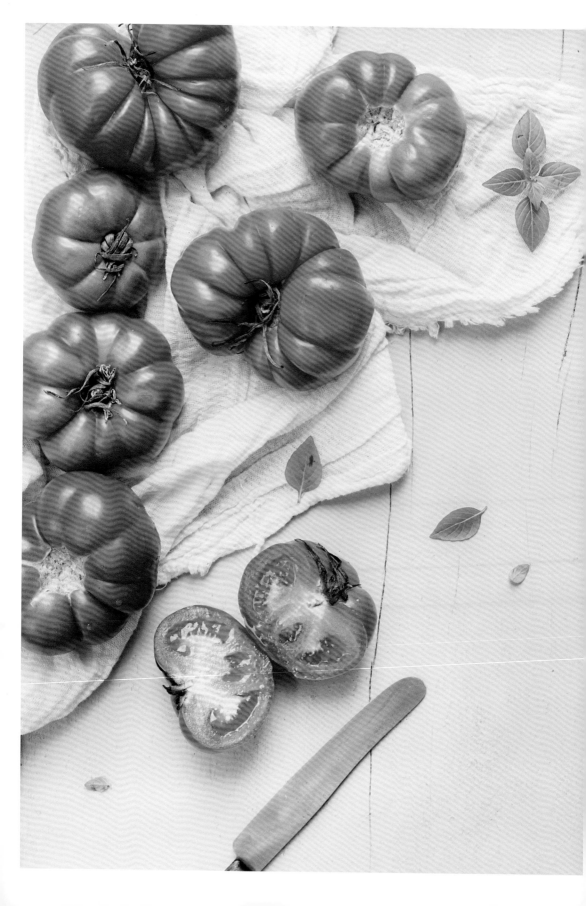

# 番茄

- 富含番茄红素的水果 -

长久以来，番茄一直被誉为抗炎标兵。它们呈现出的红色，来自一种名为番茄红素的类胡萝卜素，这有助于缓解体内炎症。番茄红素和番茄中的其他有益化合物协力合作，可以降低与慢性炎症相关的各种疾病的患病风险。

## 挑选番茄

夏末秋初是番茄成熟的季节，但全年都能买到。番茄要挑选颜色鲜艳，表皮没有裂开或磕碰伤的。罐装番茄同样营养丰富、耐储藏，可以在商店随时选购。

## 料理方法

番茄经过烹饪，虽然维生素 C 含量会降低，但可以增强它的抗炎能力。加热使番茄红素转化成更易吸收的形态，在烹饪过程中加入食用油（如橄榄油）会增加番茄红素的吸收率。与新鲜番茄相比，罐装番茄、番茄酱，以及番茄浓酱中的番茄红素含量更高。

## 如何摄入更多番茄

- 加入橄榄油和香草，烤圣女果
- 新鲜番茄切片，加入橄榄油、香醋、罗勒
- 煮汤或炖菜的时候加入番茄浓酱

**你知道吗?** 番茄在秧苗上时，随着果实的成熟，番茄红素含量会日渐增加。另外番茄皮也富含营养成分。

## 营养成分

1 个中等大小的生番茄

| | |
|---|---|
| 热量 | 22 卡路里 |
| 脂肪 | 0.2 克 |
| 蛋白质 | 1.1 克 |
| 碳水化合物 | 4.8 克 |
| 纤维素 | 1.5 克 |
| 天然糖 | 3.2 克 |
| 钠 | 6 毫克 |
| 钾 | 292 毫克 |

## 番茄和你的饮食

番茄属于无麸质食品，也适用于包括素食、低碳水化合物饮食在内的多种饮食模式，但食用的时候需要注意。有肾脏疾病或其他疾病的人，需要注意钾的摄入量，可能要控制摄入番茄。跟新鲜番茄相比，番茄浓酱、番茄汁，以及番茄酱更浓缩，因此钾含量更高。番茄和番茄制品也可能导致胃酸反流，出现胃灼热症状。

番茄和辣椒一样，都是茄科属，有时可能会触发自身免疫疾病或炎症性疾病患者的炎症反应。其实，番茄不仅营养丰富，而且种类繁多，能帮助人体对抗炎症。如果你体内有炎症，可以咨询营养师番茄是否能帮你缓解症状。

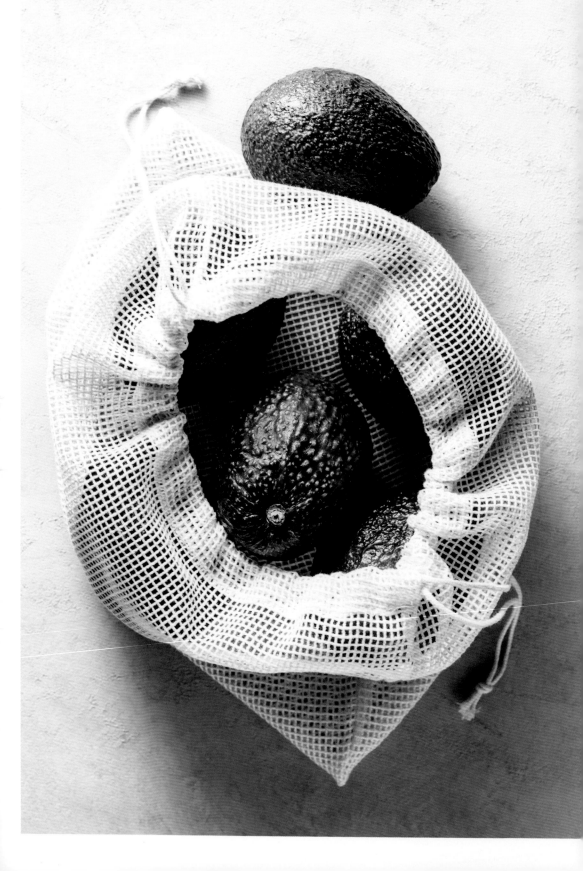

# 牛油果

- 富含健康脂肪 -

牛油果不负盛名。这种软腻的水果富含能抑制身体炎症反应的营养物质和化合物，还富含对心脏有益的单不饱和脂肪、类胡萝卜素和维生素 E。不仅如此，牛油果还是膳食纤维的优质来源，可以守护肠道健康。

## 挑选牛油果

想知道牛油果是否成熟，可以用拇指压一压。成熟优质的牛油果摸起来是柔软的，没有软烂的感觉。另外，成熟的牛油果外皮颜色更深，但是表皮颜色也与品种有关。

## 料理方法

牛油果中的健康脂肪可以帮你吸收脂溶性营养物质和化合物。在食物中加入牛油果，能抵消其他促炎性食材的影响。有研究发现，与吃普通汉堡的人相比，在汉堡中加入牛油果切片的人炎症标志物水平更低。

## 如何摄入更多牛油果

- 将牛油果碾碎，拌入红洋葱、大蒜、番茄、香菜和酸橙汁
- 用牛油果泥替代蛋黄酱和酸奶油
- 将牛油果与绿叶蔬菜、冻芒果、酸橙汁和水一起榨汁，做一杯果蔬汁

**你知道吗?** 牛油果油也具有抗炎特性，有牛油果肉中包含的健康脂肪、抗氧化剂，以及各种维生素。

## 营养成分

1 杯牛油果切片（约 150 克）

| | |
|---|---|
| 热量 | 234 卡路里 |
| 脂肪 | 21 克 |
| 蛋白质 | 2.9 克 |
| 碳水化合物 | 12 克 |
| 纤维素 | 10 克 |
| 天然糖 | 1 克 |
| 钠 | 10 毫克 |
| 钾 | 708 毫克 |

## 牛油果和你的饮食

牛油果中富含单不饱和脂肪、纤维素和钾，是适合心脏病患者的健康食材。不仅如此，牛油果几乎适用于所有特殊饮食模式。对于低碳水化合物饮食和生酮饮食来说，牛油果是健康脂肪的绝佳来源。由于对血糖影响很小，糖尿病患者也可以享用牛油果。因其奶油般的质感，纯素食主义者可以用它代替蛋黄酱、黄油、酸奶或酸奶油。

牛油果中的维生素 K 含量颇高，如果你正在服用稀释血液的药物，要确保维生素 K 摄入量保持恒定（参见第 3 页）。需要控制钾元素摄入量的人群，比如肾脏疾病患者，也要注意不要过量食用。

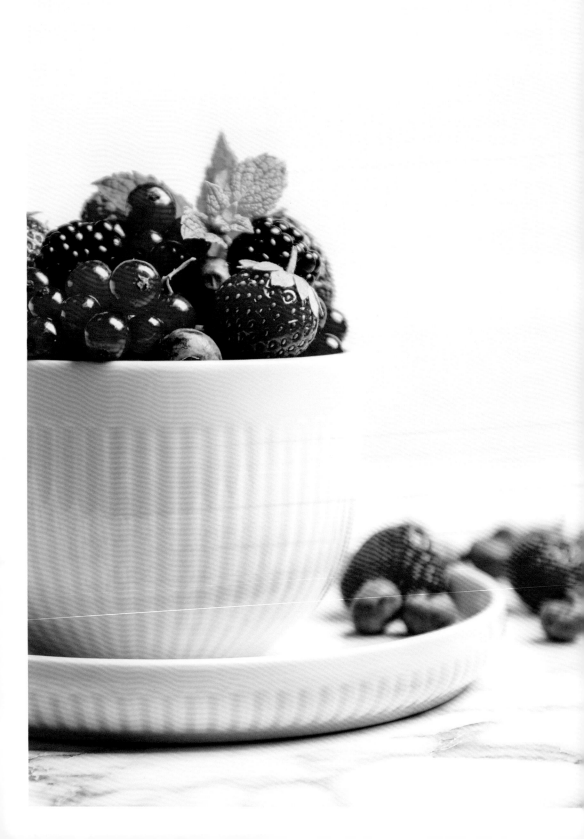

# 浆果

- 抗击自由基的水果 -

浆果家族由一系列营养丰富的水果组成。由于富含维生素 C、花青素和一些多酚类化合物，因此能缓解炎症。浆果可以保护细胞和身体器官免受自由基的破坏，还能抑制炎症信号的释放。有些浆果，比如树莓，膳食纤维含量超高，有助于维持肠道健康，让肠道菌群参与对抗体内炎症。

所有的浆果都有抗炎潜力。知名度不高的越橘、波森莓抗炎功效非常强大。实际上，以氧自由基吸收能力来说，美洲越橘和越橘的抗氧化能力是所有浆果家族中最强的。

## 挑选浆果

挑选浆果，要选干爽、饱满，表皮光滑，没有磕碰伤、起皱、暗斑的。浆果要随吃随洗，不然很快就会腐烂变质。新鲜浆果通常盛产于夏季。也可以选择冻干或晒干的浆果，这类食品储存时间长，一年四季随时都能享用。

## 料理方法

生果、冻果、果干，或者经过烹饪加工的浆果，都对身体有益。加工过程可能会降低某些营养成分和化合物的含量，但也能提升其他物质的含量。加工浆果时添加糖，比如做果酱时，会降低浆果的营养价值。

冷冻浆果的营养价值和新鲜浆果几乎没有差别。选择果干的时候，尽量选冻干的。和脱水果干相比，冻干果干保留的营养成分更高。

## 营养成分

1 杯覆盆子（约100 克）

| | |
|---|---|
| 热量 | 65 卡路里 |
| 脂肪 | 0.8 克 |
| 蛋白质 | 1.5 克 |
| 碳水化合物 | 15 克 |
| 纤维素 | 8 克 |
| 天然糖 | 5 克 |
| 钠 | 1 毫克 |
| 钾 | 186 毫克 |

## 如何摄入更多浆果

- 冻干草莓搭配坚果作零食

- 将冻干草莓混入熟甜菜、香蕉、杏仁黄油，做成奶昔

- 将新鲜的蔓越莓放入食品料理机，加入墨西哥辣椒、大葱、香菜和酸橙汁，做成口感丰富的辣调味汁

- 把浆果撒在希腊酸奶或植物酸奶上，搭配格兰诺拉麦片或燕麦片食用

## 浆果和你的饮食

浆果可以融入纯素食、半素食和无麸质饮食。由于浆果中的碳水化合物含量比其他水果低，践行低碳水化合物饮食和生酮饮食模式的人，也可以适量食用。

多吃浆果能强化心脏和大脑，降低慢性炎症相关疾病的患病风险。但是，由于有些浆果制品和以浆果为原料的食品，在制作过程中添加了糖，因此最好控制这类食物的摄入量。甜果汁、浓果酱、果酱汁和甜点，看似是摄入浆果的优质来源，但是其中很可能添加了糖和其他不健康的原料。

蔓越莓，特别是蔓越莓汁，经常被推荐用来防治尿路感染。但相关研究给出了与之相悖的结论。如果你经常尿路感染，想知道蔓越莓汁或蔓越莓补充剂是否能帮你改善问题，请咨询你的医生。

## 尝试不同种类的浆果

- 树莓：味道酸酸甜甜，是完美零食

- 蓝莓：在蓝莓丰收的季节——夏季，可以尽情享用

- 草莓：用口感柔和、味道甜美的草莓做一道开胃菜

- 美洲越橘：味道甜美，口感和蓝莓类似

- 枸杞：可以在早餐的燕麦中加入这种微酸的浆果

- 越橘：酸中带着一点涩

- 黑莓：完全成熟之后，无比甜美多汁

- 蔓越莓：秋季丰收时节，尽情享用，可以添加到酱汁、调味汁和主食中

- 接骨木莓：质朴的酸甜味，使接骨木莓成为更甜的浆果和葡萄的好搭档，但是吃之前要先煮一下

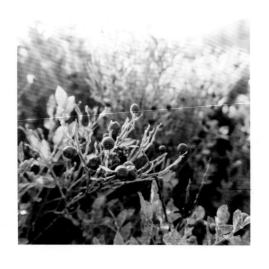

**你知道吗？** 某些野生浆果品种的抗氧剂含量比普通品种高，比如蓝莓。在很多超市和健康食品商店的冷冻区都可以找到。

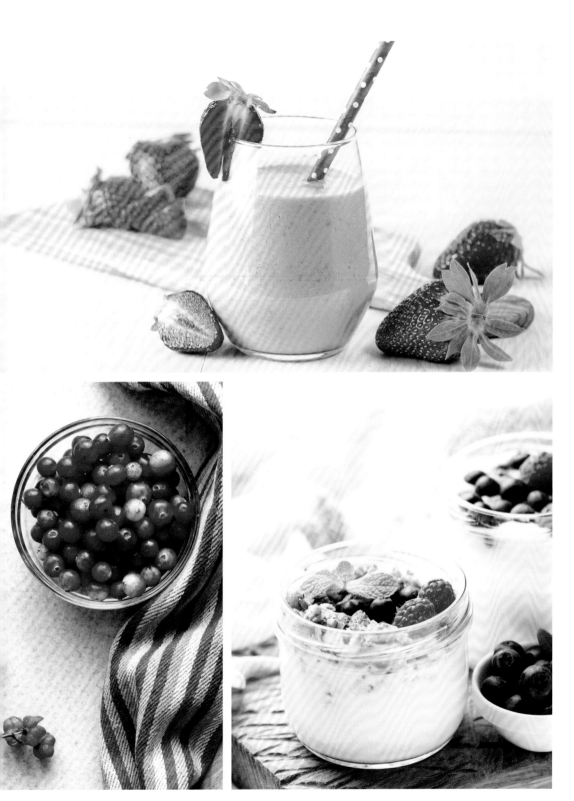

顺时针方向从上到下：草莓奶昔带来了夏日甜美；浆果搭配格兰诺拉麦片和酸奶，
是绝佳的抗炎组合；新鲜蔓越莓为调味汁和沙拉添加一点酸酸的乐趣。

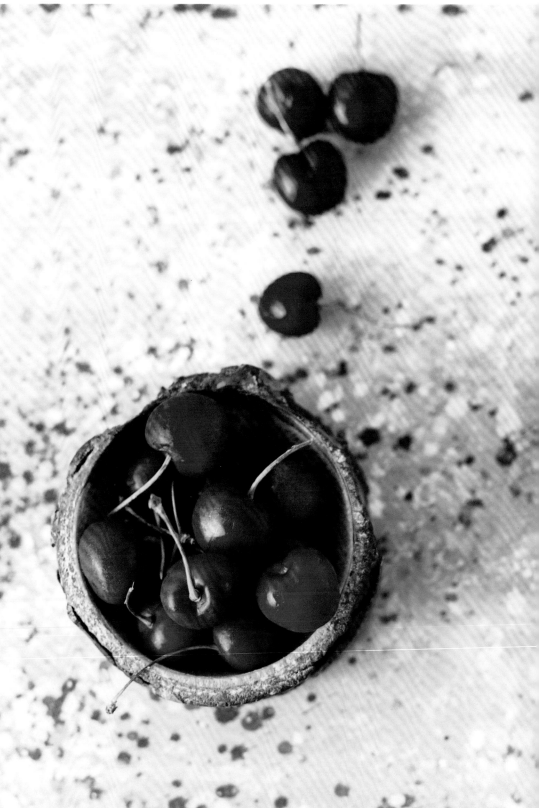

# 樱桃

- 富含花青素 -

使樱桃呈深红和紫色的天然色素，名为花青素，能起到抗炎、抗氧化的作用。樱桃能缓解关节炎和痛风症状，减少血液中的炎症标志物，还能加速运动康复，这些益处都是经过研究论证得出的。

## 挑选樱桃

樱桃有酸樱桃（鲜红色）和甜樱桃（暗红色）两种。夏天是樱桃成熟的时节，建议挑选果肉紧实，没有磕碰伤，表皮光滑发亮的。

## 料理方法

由于花青素对光和热敏感，因此和加工过的樱桃相比，新鲜和冰冻的樱桃抗炎效果更强。有研究表明，樱桃干和樱桃汁中的多酚类物质含量和活性都与生樱桃差不多。

## 如何摄入更多樱桃

- 用切好的樱桃和洋葱、薄荷、柠檬汁做成可蘸鱼肉的水果酱
- 将冻樱桃和香蕉、杏仁奶、杏仁黄油放入搅拌机，做成冰沙
- 直接享用，或者放在燕麦、奇亚籽布丁、酸奶上

| 营养成分 | |
| --- | --- |
| 1 杯樱桃（约 200 克） | |
| 热量 | 95 卡路里 |
| 脂肪 | 0.3 克 |
| 蛋白质 | 1.6 克 |
| 碳水化合物 | 24 克 |
| 纤维素 | 3.2 克 |
| 天然糖 | 9.2 克 |
| 钠 | 0 毫克 |
| 钾 | 333 毫克 |

## 樱桃和你的饮食

樱桃适合纯素食、半素食和无麸质饮食，如果控制食用量，也可以融入生酮饮食。对于糖尿病患者来说，樱桃是复合碳水化合物的健康来源。

如果你正在借助抗炎饮食来缓解关节炎和痛风，樱桃会给你带来意想不到的好处。有些研究表明，吃樱桃能减少痛风发作，与治疗痛风的药物别嘌醇相互配合，效果尤其显著。樱桃还有助于降低血液中的尿酸水平，尿酸会在体内堆积，在关节周围形成结晶。

建议运动员食用樱桃，尤其是酸樱桃汁。樱桃能起到减轻肌肉酸痛感、减少体内炎症标志物、加速恢复的作用。

**你知道吗？** 和甜樱桃相比，酸樱桃中的花青素含量更高，缓解肌肉酸痛的功效更强。

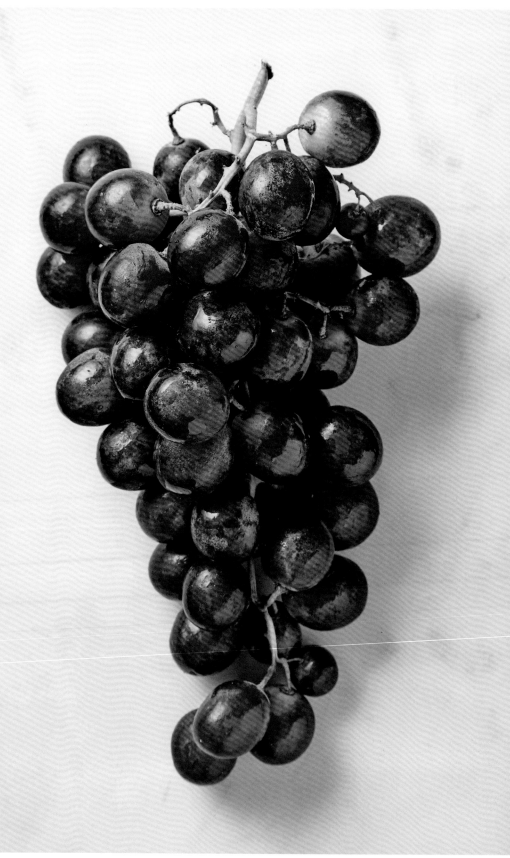

# 葡萄

- 白藜芦醇供应站 -

无论是红葡萄，还是紫葡萄或绿葡萄，都富含能保护细胞和身体组织免受损伤及炎症侵害的抗氧化剂和其他化合物。红葡萄和紫葡萄中还含有花青素。所有葡萄中都有一种名为白藜芦醇的有益化合物，可以预防与慢性炎症相关的疾病，延年益寿，红酒的诸多美誉就来源于此。

## 挑选葡萄

葡萄要选饱满硬实，没有明显磕碰伤或黑斑的。新鲜的葡萄串颗粒紧凑。红色和紫色的葡萄通常比绿色的甜，绿色的微微发酸。如果想从葡萄串上取下一部分葡萄，要用剪刀去剪连接的茎，不要一个一个摘下来，以免茎部变干。

## 料理方法

和加工的葡萄相比，新鲜的葡萄能保留更多抗炎营养成分。吃葡萄不要吐葡萄皮，因为葡萄皮中有高度浓缩的有益化合物。

## 如何摄入更多葡萄

- 冰冻的葡萄当零食，或者打碎做成冰沙
- 煮后浇在燕麦片上
- 烤后放在沙拉上，或者添加到烤蔬菜拼盘中

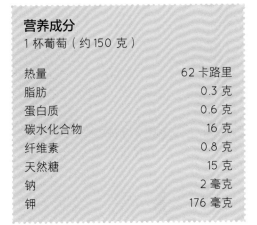

**营养成分**
1 杯葡萄（约150 克）

| | |
|---|---|
| 热量 | 62 卡路里 |
| 脂肪 | 0.3 克 |
| 蛋白质 | 0.6 克 |
| 碳水化合物 | 16 克 |
| 纤维素 | 0.8 克 |
| 天然糖 | 15 克 |
| 钠 | 2 毫克 |
| 钾 | 176 毫克 |

## 葡萄和你的饮食

葡萄作为一种优秀的食材，几乎适用于所有饮食类型。即便葡萄中有天然糖，依然是糖尿病患者的友好型水果。因为葡萄升糖指数低，适量食用不会提升血糖。

最常见的葡萄制品是葡萄酒。有研究发现，喝红葡萄酒能降低心脏疾病或突发心脏病的风险，原因可能和葡萄酒中的白藜芦醇有关。但是，相关研究尚无法给出定论。对于有饮酒习惯的人来说，适量饮用红酒——女性最多每天一杯，男性最多每天两杯——或许是个不错的选择。另外，过量饮酒会助长炎症，增加多种疾病的患病风险。对于从不喝酒的人来说，红酒是否有益，目前还没有明确的答案。

**你知道吗？** 绿色的"棉花糖葡萄"，一点也不酸，味道如棉花糖般甜美，因此得名。

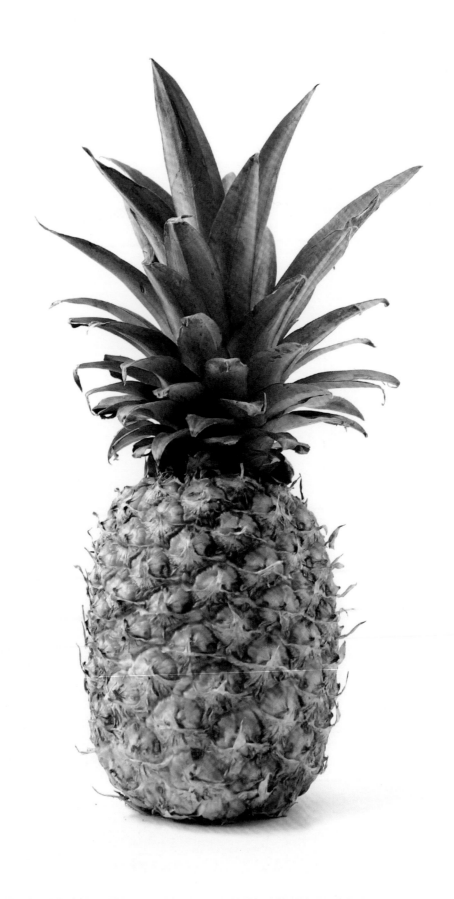

# 凤梨

- 补充菠萝蛋白酶 -

只需一杯凤梨块，就能提供一天所需的维生素 C，维生素 C 是一种水溶性营养物质，在体内可以起到抗氧化剂的作用。凤梨中还有菠萝蛋白酶，这是一类有助于减少炎症标志物，同时会刺激抗炎化合物分泌酶。

## 挑选凤梨

在食品商店既能买到整个凤梨，也能买到切好的凤梨。完整的凤梨要选捏起来比较软的。切好的凤梨要确保果肉没有变色、发霉。适合随吃随买，参考最佳保质期挑选。

## 料理方法

生吃或快煮是保留凤梨抗炎营养成分的最佳方法。维生素 C 和菠萝蛋白酶都对温度敏感。

### 营养成分
1 杯凤梨块（约 150 克）

| | |
|---|---|
| 热量 | 82 卡路里 |
| 脂肪 | 0.2 克 |
| 蛋白质 | 0.9 克 |
| 碳水化合物 | 22 克 |
| 纤维素 | 12.3 克 |
| 天然糖 | 16 克 |
| 钠 | 2 毫克 |
| 钾 | 180 毫克 |

## 凤梨和你的饮食

天然的凤梨适合无麸质饮食者、纯素食主义者和半素食主义者食用。凤梨营养丰富，但是与其他水果相比，碳水化合物含量较高。如果你有糖尿病，或者正在监测碳水化合物的摄入量，可以适量食用凤梨，或搭配其他不会提升血糖的食物一起食用。

饮食中加入凤梨，在某些情况下对身体非常有益。有研究发现，菠萝蛋白酶能缓解关节炎引起的关节疼痛，减轻术后炎症，以及高强度运动和运动伤害造成的炎症反应，而且还能抑制一些其他的炎症。

但是凤梨味酸，可能会导致食用者出现胃灼热的症状。胃食道反流患者最好少吃凤梨。

## 如何摄入更多凤梨

- 把切片凤梨加入酸奶或冰沙中
- 用凤梨酱搭配墨西哥鱼肉卷
- 加入橄榄油、肉桂、姜黄和姜调味后烤成凤梨圈，做成甜品。

**你知道吗？** 对于胰腺功能不全患者、无法生成足量消化酶的人来说，凤梨中的酶可以帮助分解蛋白，增强消化功能。

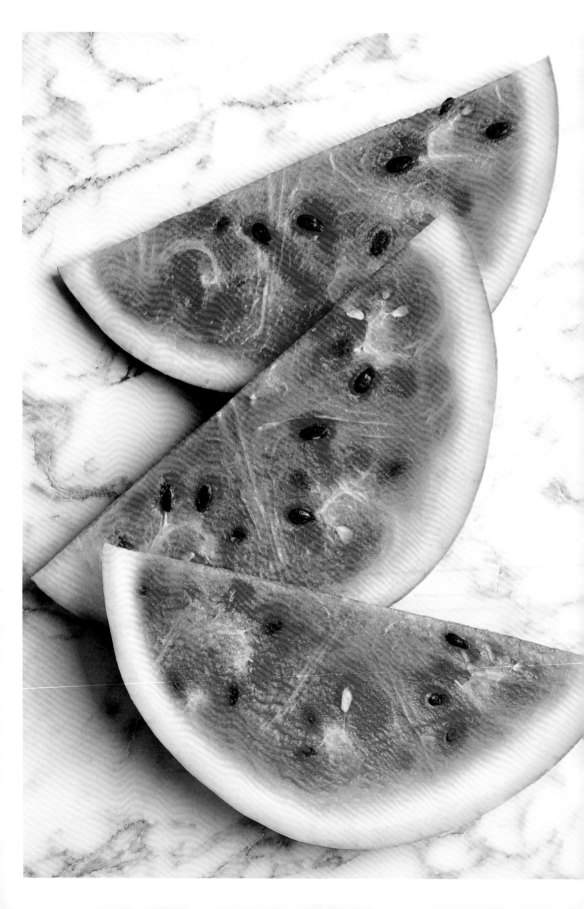

# 西瓜

和其他红色或粉色植物类食物一样，西瓜中的天然色素，不仅赋予了它漂亮的颜色，还让它拥有了抗炎能力。其中的 β- 胡萝卜素和番茄红素，这两种类胡萝卜素都可以缓解炎症反应。黄色的西瓜中有 β- 隐黄素，这是一种名为维生素 A 原的类胡萝卜素，可以降低类风湿关节炎发病风险。

## 挑选西瓜

要挑选表皮光滑，没有裂缝没有刀伤的西瓜。查看西瓜的"贴地斑"评估它的成熟度。贴地斑就是西瓜在藤上时，挨着地面的那一块区域。贴地斑是黄色的西瓜，比贴地斑是白色的西瓜更成熟，也更甜。

## 料理方法

我们经常听到这样的说法：用刀切水果，会导致其中的营养流失。有趣的是，西瓜切片后维生素 C 和类胡萝卜素含量并没有降低，就算在冰箱放上几天，依然能保留很大一部分。

## 如何摄入更多西瓜

- 西瓜加柠檬汁和肉桂，榨成汁倒进冰块模具后放入冰箱冷冻
- 用西瓜、芝麻菜、红洋葱、羊奶酪、酸橙汁和薄荷拌在一起做沙拉

**你知道吗？** 西瓜皮不仅可以生吃，还可以腌着吃或煮熟吃。西瓜皮中有一种名为瓜氨酸的氨基酸，这种氨基酸能降低血压，还能给身体带来其他好处。

## 营养成分

1 杯切成小块的西瓜瓤（约 150 克）

| | |
|---|---|
| 热量 | 46 卡路里 |
| 脂肪 | 0.2 克 |
| 蛋白质 | 0.9 克 |
| 碳水化合物 | 11 克 |
| 纤维素 | 0.6 克 |
| 天然糖 | 9 克 |
| 钠 | 2 毫克 |
| 钾 | 170 毫克 |

## 西瓜和你的饮食

这种多汁的天然水果符合纯素食、半素食和无麸质饮食的要求。西瓜中的水分高达90%。这么高的水含量，使得西瓜成为一种能填饱肚子的低热量、低碳水化合物食材。吃西瓜还能让你保持水合状态，这也对体内的抗炎活动有帮助。

对于大部分特殊饮食模式来说，西瓜都是可选择的美味食材，也适合出于健康原因要专门制订饮食计划的人食用。西瓜中的化合物能帮助高血压患者降低血压，糖尿病患者也可以享用西瓜的美味。为了保持血糖稳定，吃西瓜要适量，最好搭配包含蛋白质、健康脂肪和纤维素的食物一起食用。

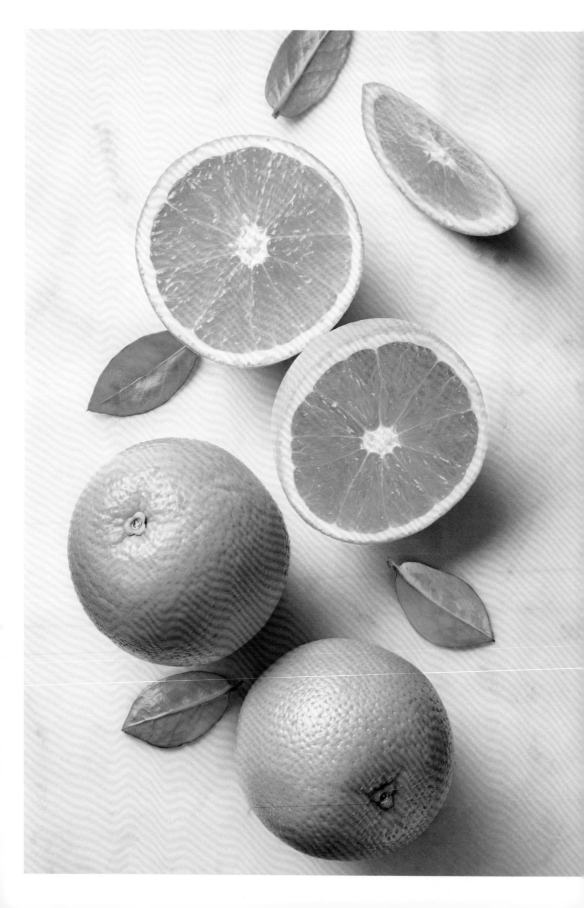

# 柑橘

- 高效补充维生素 C-

所有柑橘类水果都富含抗氧化剂维生素 C，因此都算抗炎食物。橙子、葡萄柚、柠檬、酸橙中的有益化合物，有助于减轻炎症，保护细胞免受潜在伤害，进而降低患病风险。橙子中有 β- 隐黄素，葡萄柚则是番茄红素和 β- 胡萝卜素的优质来源。

## 挑选柑橘

成熟的柑橘有压手感，表皮坚实，没有磕碰伤，没有摸起来发软的斑块。在购买和进食之前，检查柑橘上是否有白色的霉斑。我们可以在柑橘丰收的冬天，尽情享用新鲜、多汁、甜美的柑橘。

## 料理方法

由于高温会降低维生素 C 含量，因此柑橘类水果最好生吃，或者用耗时短的烹饪方法进行加工。柑橘皮可食用，其中也包含抗炎的营养物质，但是会有点苦，而且难以消化。

## 如何摄入更多柑橘

- 用现榨的柠檬汁或酸橙汁做调味料和腌泡汁，也可以加水直接饮用
- 把葡萄柚切成两半，刷上橄榄油和蜂蜜，撒上肉桂，烤 3 分钟

**你知道吗?** 柑橘类水果中的柠檬酸盐，可以预防肾结石形成。

| 营养成分 1 个中等大小的柑橘 | |
| --- | --- |
| 热量 | 87 卡路里 |
| 脂肪 | 0.2 克 |
| 蛋白质 | 1.7 克 |
| 碳水化合物 | 22 克 |
| 纤维素 | 4.4 克 |
| 天然糖 | 17 克 |
| 钠 | 0 毫克 |
| 钾 | 333 毫克 |

## 柑橘和你的饮食

所有柑橘类水果都符合纯素食、半素食和无麸质饮食的要求。橙子和葡萄柚可以直接食用，也可以榨汁喝，但是柠檬汁和酸橙汁只能用作辅料。另外，一般分量的橙子和葡萄柚中，碳水化合物含量高于小份柠檬汁或酸橙汁，因此可能不适合生酮饮食或低碳水化合物饮食。由于和完整的水果相比，橙汁和葡萄柚汁中的碳水化合物浓度更高，纤维素更少，因此糖尿病患者应该控制摄入这两种果汁，尽量吃水果。

葡萄柚和葡萄柚汁会影响身体对某些药物的代谢，其中包括他汀类药物、降压药、口服避孕药和免疫抑制类药物。如果你正在服用该类药物，向你的医生或药剂师咨询这些水果是否会对服用的药物产生影响。

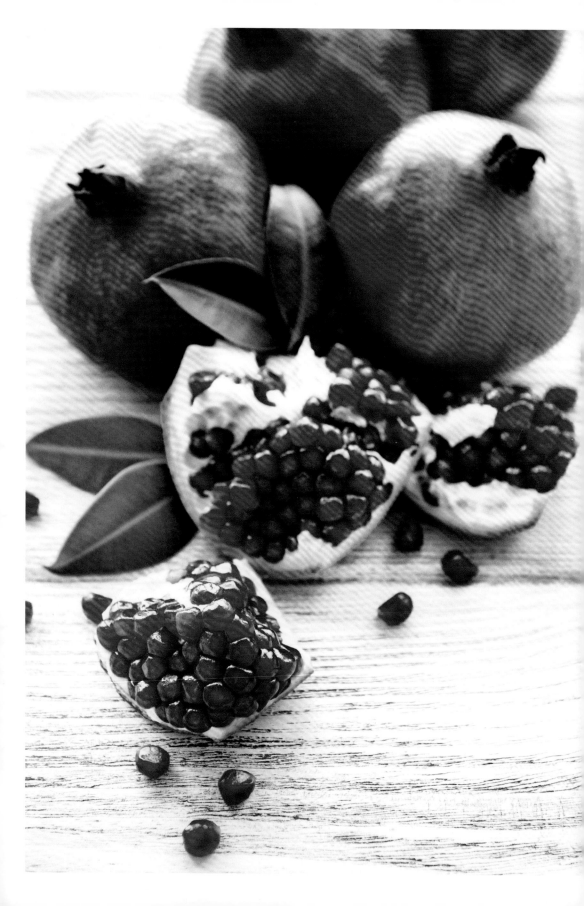

# 石榴

- 抗衰老的精华素 -

石榴具有强大的抗炎功效。石榴中富含多酚类和维生素 C，还有丰富的抗氧化剂，压制破坏组织的自由基，起到延缓衰老的作用。越来越多的证据表明，石榴汁有助于平息与心脏病、炎症性肠病和关节炎有关的炎症。

## 挑选石榴

我们能在商店找到多种形式的石榴，有完整的石榴，也有盒装的石榴果肉（小而多汁的果囊），还有瓶装的石榴汁。品质较好的石榴，表皮发亮，紧实光滑，呈红宝石色。挑选石榴果肉或石榴汁时，别忘了查看保质期，确保你买到的食品不会在短时间内腐烂。

## 料理方法

和石榴果肉相比，石榴汁更加浓缩，但是有些营养成分的含量可能会降低，比如维生素 C。

## 如何摄入更多石榴

- 将石榴果肉加入沙拉、酸奶和燕麦，或者在鱼肉上撒一些
- 在冰沙中加入石榴汁
- 将石榴汁倒入气泡水中，做一杯提神饮品

**你知道吗?** 石榴汁中的抗氧化剂含量是绿茶和红酒的 3 倍。

## 营养成分
半杯石榴果肉（约 100 克）

| | |
|---|---|
| 热量 | 72 卡路里 |
| 脂肪 | 1 克 |
| 蛋白质 | 1.5 克 |
| 碳水化合物 | 16 克 |
| 纤维素 | 3.5 克 |
| 天然糖 | 12 克 |
| 钠 | 3 毫克 |
| 钾 | 205 毫克 |

## 石榴和你的饮食

石榴果肉中有很多营养物质，是优质的纤维素来源。此外，石榴可以作为纯素食、半素食、无麸质饮食、心脏健康和糖尿病友好型饮食的食材。

石榴汁中不含纤维素，但碳水化合物含量相对较高，大部分来自天然糖。糖尿病患者可以适量饮用石榴汁，搭配富含蛋白质、健康脂肪的食物一起食用。用石榴汁、冷冻浆果、希腊酸奶和奇亚籽做冰沙，既不会提升血糖，还能获得石榴带来的好处。如果你从商店买石榴汁，注意查看标签，确保你买的是没有添加糖的 100% 纯石榴汁。

如果你正在服用他汀类或调解血压的药物，在喝石榴汁之前请咨询你的医生，因为石榴汁可能会影响某些药物的代谢。

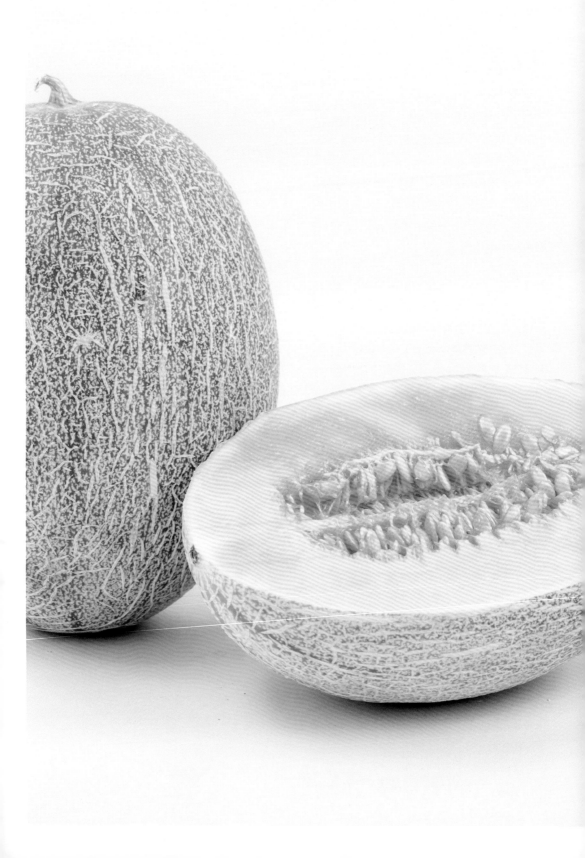

# 哈密瓜

- 富含类胡萝卜素的水果 -

哈密瓜中有很多能起到抗氧化作用的微量元素，尤其要提到的是维生素 A 和维生素 C。一杯哈密瓜就能满足一天所需的维生素 A，其提供的维生素 A 由类胡萝卜素中的 β- 胡萝卜素转化而来。它能有效减少血液中的炎症标志物。

## 挑选哈密瓜

哈密瓜要挑选表面有米色凸纹的。哈密瓜和西瓜一样（参见第 45 页），成熟的瓜上有一块黄色的 "贴地斑"。挑选哈密瓜时，要挑选散发香甜味道，表皮紧实，按压不会凹陷，没有软烂斑块的。

## 料理方法

生吃可以保留哈密瓜中的维生素 C。哪些加工方法会对哈密瓜中的其他营养物质造成影响，目前还不得而知，但是快速地煮一下，可能只会对其中有益的营养物质和化合物产生微小的影响。

## 如何摄入更多哈密瓜

• 新鲜的哈密瓜切成块当零食吃

• 在沙拉中加入哈密瓜球

• 将切好的哈密瓜和橙汁、柠檬汁、肉桂、蜂蜜，以及鲜薄荷搅拌在一起，做一份冰鲜汤

**你知道吗？** 蜜瓜也能抗击炎症。虽然蜜瓜中没有 β- 胡萝卜素，但是能提供维生素 C、膳食纤维，以及包括叶黄素和玉米黄质在内的其他类胡萝卜素。

## 营养成分

1 杯切块的哈密瓜（约 50 克）

| | |
|---|---|
| 热量 | 53 卡路里 |
| 脂肪 | 0.3 克 |
| 蛋白质 | 1.3 克 |
| 碳水化合物 | 13 克 |
| 纤维素 | 1.4 克 |
| 天然糖 | 12 克 |
| 钠 | 25 毫克 |
| 钾 | 417 毫克 |

## 哈密瓜和你的饮食

天然的哈密瓜符合半素食、纯素食和无麸质饮食的要求，但不适合低碳水化合物和生酮饮食。哈密瓜中有天然糖，能提供纤维素，帮助糖尿病患者控制血糖。它还是钾元素的优质来源，钾是一种对高血压有益的营养物质，但如果有肾脏疾病，应该控制摄入量。

哈密瓜表面的网纹会残留引发食源性传染病的细菌，老年人、孕妇以及免疫系统有缺陷的人尤其害怕这类疾病。洗切哈密瓜时，要避免表皮的细菌转移到果肉上。在切之前，用蔬菜刷在流水下刷洗。切好之后的哈密瓜，放在冰箱里最多能保存两天。如果在室温环境下放置超过 2 小时，就不要吃了。

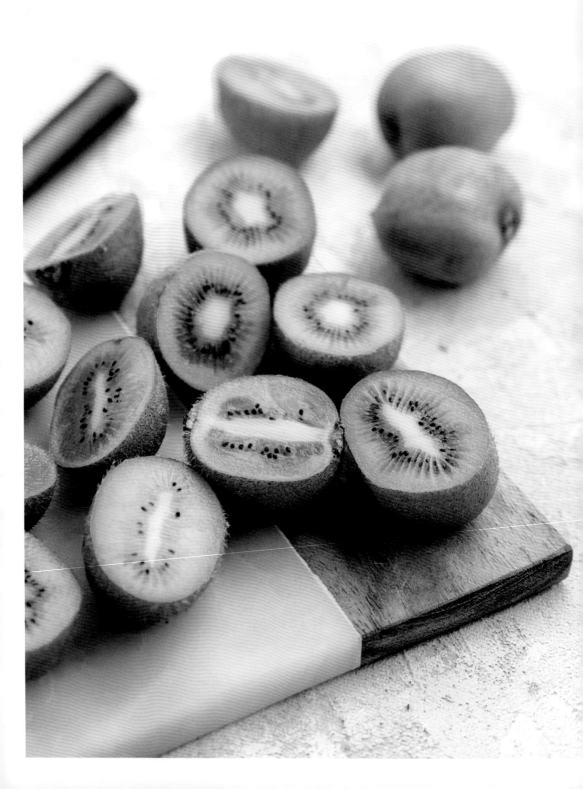

# 奇异果

- 富含亲吻肽的水果 -

奇异果中有很多营养成分和化合物，它们会帮助人体对抗氧化伤害，中和助长炎症的自由基。奇异果是维生素 C 的优质来源，含有多种抗氧化剂。奇异果中有一种独特的肽，名为亲吻肽，其抗炎功效目前正在探索中。

## 挑选奇异果

如果奇异果的表皮呈棕色，有一层绒毛，用拇指轻压没有瘀伤，也没有凹陷，就说明它是一个成熟甜美的果实。成熟的奇异果会散发出一股融合了草莓味、凤梨味和香蕉味的香甜味道。

## 料理方法

和其他富含维生素 C 的水果一样，奇异果生吃可以最大限度地保留这种营养成分。黄金奇异果的维生素 C 含量比绿色奇异果还高。

## 如何摄入更多奇异果

· 将奇异果切成两半，用勺子挖出果肉，当零食吃

· 去皮、切片，和葡萄、凤梨一起做成水果沙拉

· 用切片的奇异果做酸奶冻糕（见第 110 页）

**你知道吗？** 奇异果的抗炎功效使它成为自制面膜的原料。有传闻说，把碾碎的奇异果涂在脸上，能缓解痤疮和炎症。

## 营养成分
1 个中等大小的奇异果

| | |
|---|---|
| 热量 | 42 卡路里 |
| 脂肪 | 0.4 克 |
| 蛋白质 | 0.8 克 |
| 碳水化合物 | 10 克 |
| 纤维素 | 2.1 克 |
| 天然糖 | 6 克 |
| 钠 | 2 毫克 |
| 钾 | 215 毫克 |

## 奇异果和你的饮食

奇异果可能不像其他水果那样受欢迎，但它真的是一种美味的抗炎食材。纯素食、半素食、无麸质饮食都可以将奇异果纳入其中。奇异果的碳水化合物含量比其他水果低，还富含膳食纤维，也符合生酮饮食和低碳水化合物饮食的标准。

对于心脏病、高血压和糖尿病患者来说，奇异果含有很多有益的营养成分，其中包括钾元素和纤维素。这种健康的水果中，还含有能帮助炎症性肠病患者缓解自身炎症的化合物。不仅如此，由于奇异果被认为是一种含低发酵性低聚糖、双糖、单糖和多元醇的水果，因此遵循低 FODMAP 饮食模式的人，吃奇异果可以改善肠易激综合征的症状。

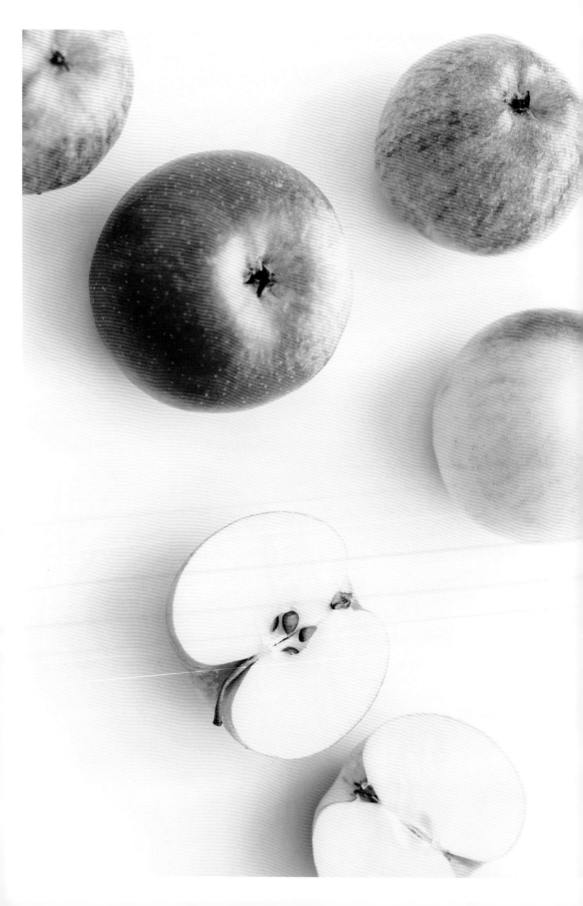

# 苹果

- 多酚守护者 -

俗话说，"一天一个苹果，医生远离我"。指的就是这种具有强大抗炎功效的脆甜水果。经常吃苹果，能减少包括 C- 反应蛋白在内的炎症标志物。此外，苹果中的多酚类物质和纤维素，有助于肠道菌群维持健康状态，使其在炎症发展过程中发挥积极作用。

## 挑选

要挑选硬实、光滑，没有磕碰伤或软烂斑块的苹果。苹果有酸、甜两种。9—10 月是苹果的丰产期，这段时间的苹果最新鲜、最美味。富士苹果和蜜脆苹果（Honeycrisp）非常甜，青苹果（史密斯奶奶苹果，Granny Smith apples）是最酸的品种。

## 料理方法

和经过烹饪加工的苹果相比，生苹果中维生素 C 和有益化合物含量更高。若想保留多酚类物质，加工的时候不要去皮。苹果皮也是纤维素的重要来源。

## 如何摄入更多苹果

- 在苹果切片上涂抹坚果黄油，当零食吃
- 切片或擦丝拌入沙拉
- 将一个带皮苹果放入烤箱，做成甜品

 **你知道吗？** 经过一段时间的储存，苹果中的多酚类物质也不会流失。即便放了几周，其中的抗氧化剂的活性，也和刚摘的时候差不多。

## 营养成分

1 个中等大小、带皮的苹果

| | |
|---|---|
| 热量 | 95 卡路里 |
| 脂肪 | 0.3 克 |
| 蛋白质 | 0.5 克 |
| 碳水化合物 | 25 克 |
| 纤维素 | 4.4 克 |
| 天然糖 | 19 克 |
| 钠 | 2 毫克 |
| 钾 | 195 毫克 |

## 苹果和你的饮食

每天吃一个苹果，可能并不会真的预防生病，但确实能帮助你的身体抵抗慢性炎症。包括半素食、纯素食、无麸质饮食在内的很多特殊饮食，都可以将苹果纳入候选食材。由于苹果中的碳水化合物含量不低，生酮饮食和低碳水化合物饮食通常会控制苹果的摄入量。

苹果适合糖尿病患者或血糖调节功能出现问题的人食用，这是已经被证实的。苹果的升糖指数很低，而且富含纤维素。但是，苹果汁或苹果酒会导致血糖飙升，因为这两种饮品中不含纤维素，会降低糖分的消化速度。有些苹果汁和苹果酒中还会含有添加糖，最好控制其摄入量。

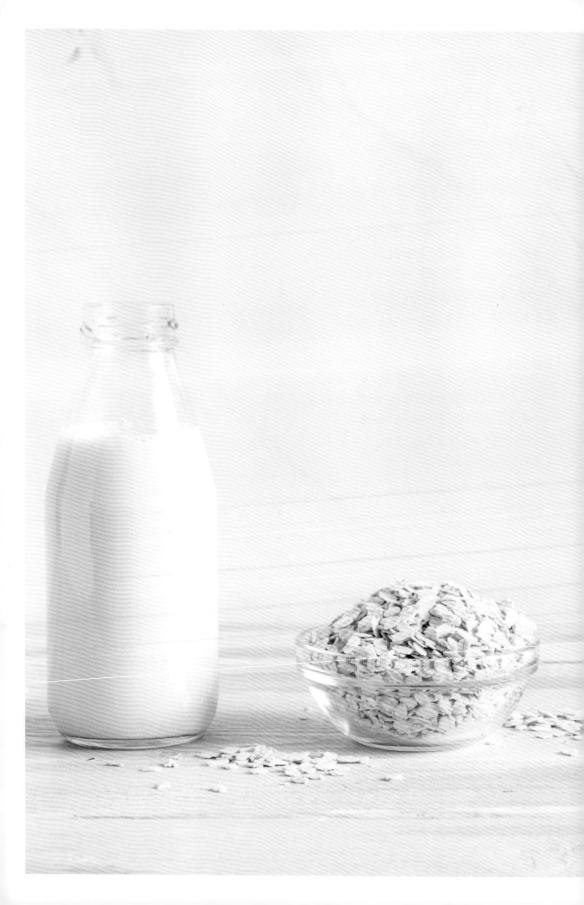

# 燕麦

- 富硒谷物 -

燕麦堪称小型抗氧化剂供应站，能提供充足的燕麦醯胺和阿魏酸。这些化合物不仅能保护机体免受自由基的伤害，还能通过阻止体内促炎细胞因子释放等机制抗击炎症。燕麦中还有硒元素，这是一种具有抗氧化作用的人体必需矿物质。

## 挑选燕麦

所有的燕麦都很有营养。和钢切燕麦相比，速溶燕麦和老式燕麦经过更多加工，需要泡煮的时间更短。挑选燕麦的时候，要注意查看成分表，确保其中没有添加糖或人造调味料。

## 料理方法

你可以直接食用，也可以泡着吃、煮着吃，这样更容易消化。泡或煮有助于释放燕麦中的某些抗炎营养成分，让它们更易吸收。

## 如何摄入更多燕麦

- 牛奶和燕麦按 1:1 的比例浸泡一夜后加入种子、坚果和水果搅拌食用
- 用燕麦、蔓越莓和南瓜子做成健康的零食能量棒（参见第 124 页）

**你知道吗?** 大多数食谱都可以用燕麦粉代替面粉，提高烘焙食品的营养价值。

## 营养成分
1 杯煮熟的燕麦（约 50 克）

| | |
|---|---|
| 热量 | 158 卡路里 |
| 脂肪 | 3.2 克 |
| 蛋白质 | 6 克 |
| 碳水化合物 | 27 克 |
| 纤维素 | 4 克 |
| 天然糖 | 1.1 克 |
| 钠 | 115 毫克 |
| 钾 | 143 毫克 |

## 燕麦和你的饮食

天然燕麦符合纯素食、半素食和无麸质饮食的要求。但是，燕麦在储存或加工过程中可能被含谷蛋白的谷物污染。如果你有乳糜泻或者对谷蛋白敏感，一定要购买有无麸质认证标志的燕麦。燕麦不适合某些特殊饮食模式，比如生酮饮食。

除了具有抗氧化能力，燕麦还是 β - 葡聚糖的优质来源。β - 葡聚糖是一种可溶性纤维素，有助于降低胆固醇，还能降低心脏病的患病风险。还有证据表明，β - 葡聚糖能帮助糖尿病患者改善胰岛素敏感性，进而控制血糖。

你可以吃生燕麦，但可能会引起消化系统不适。煮熟的燕麦富含纤维素，能帮你保持规律排便，缓解便秘。用液体浸泡，或者用其他食材使其软化，可以让生燕麦变得更易消化。

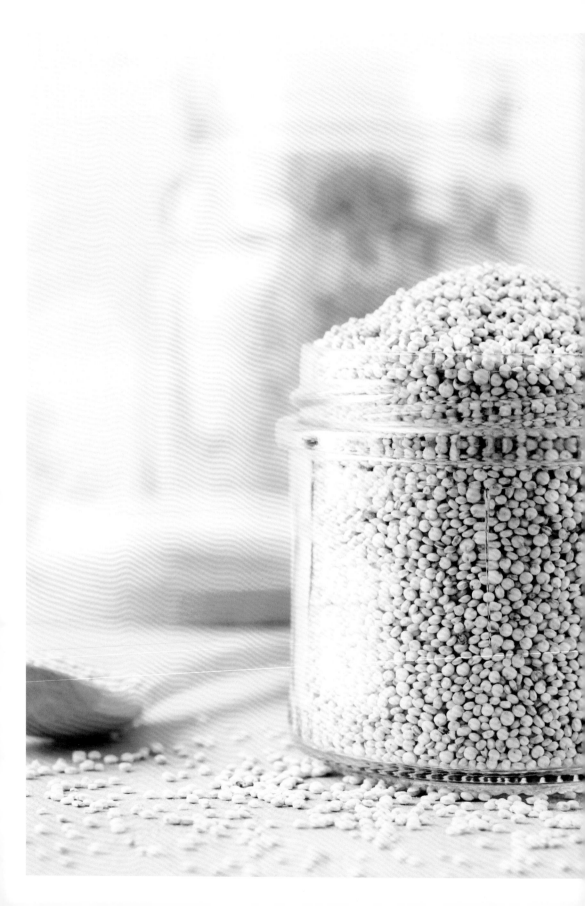

# 藜麦

- 强效补充益生元 -

藜麦，是一种植物的种子，烹饪和食用方法和谷物一样，其中富含有助于平息体内炎症的营养元素和化合物。藜麦中可以充当肠道益生元的纤维素含量很高，纤维素能滋养益生菌，促进可以调节抗炎机制的短链脂肪酸的生产。

## 挑选藜麦

你可以在商店的全谷物区找到藜麦。藜麦有白色、黄色、红色、黑色等，还有三色藜麦。所有的藜麦的味道与坚果的相似，还透着一股泥土味。和白色藜麦相比，红色及黑色藜麦的味道更浓郁。

## 料理方法

要想获得更强大的抗氧化能力，选择红色、黑色藜麦，或者黄色藜麦，白色藜麦则相对较弱。藜麦的颜色来自名为甜菜色素的天然色素，甜菜色素能起到抗氧化剂的作用。和其他大部分谷物不同，藜麦所需的烹煮时间较短（12～15分钟）。在煮藜麦之前用滤网洗涤滤水，洗净种子表面，可以去除苦味。

## 如何摄入更多藜麦

· 用蔬菜肉汤煮藜麦，加入调味料调味，搭配蔬菜和鱼食用
· 煮藜麦当早餐，用水果、肉桂和山核桃调味

 **你知道吗?** 由于藜麦对生存环境有强大的适应能力，而且营养价值很高，专家认为，藜麦可以解决世界性的饥饿问题。

## 营养成分

1 杯煮熟的藜麦（约 50 克）

| | |
|---|---|
| 热量 | 222 卡路里 |
| 脂肪 | 3.6 克 |
| 蛋白质 | 8 克 |
| 碳水化合物 | 39 克 |
| 纤维素 | 5 克 |
| 天然糖 | 1.6 克 |
| 钠 | 13 毫克 |
| 钾 | 318 毫克 |

## 藜麦和你的饮食

对于很多特殊饮食来说，藜麦都是非常好的候选食材。天然的藜麦符合无麸质饮食的要求，乳糜泻患者和对谷蛋白敏感的人可以放心食用。但是在加工过程中可能与其他谷物接触，因此一定要购买经过无麸质食品认证的藜麦。

在饮食中加入藜麦，对半素食主义者和纯素食主义者来说也有好处。和其他谷物相比，藜麦的蛋白质含量相对较高。不仅如此，普遍认为藜麦中的蛋白质是高质量的完全蛋白质，可以提供所有必需氨基酸。

糖尿病患者也可以适量食用藜麦。虽然其中有碳水化合物，但是也有纤维素、蛋白质和脂肪，对血糖影响很小。由于藜麦中的碳水化合物含量太高，因此不太符合生酮饮食的要求。

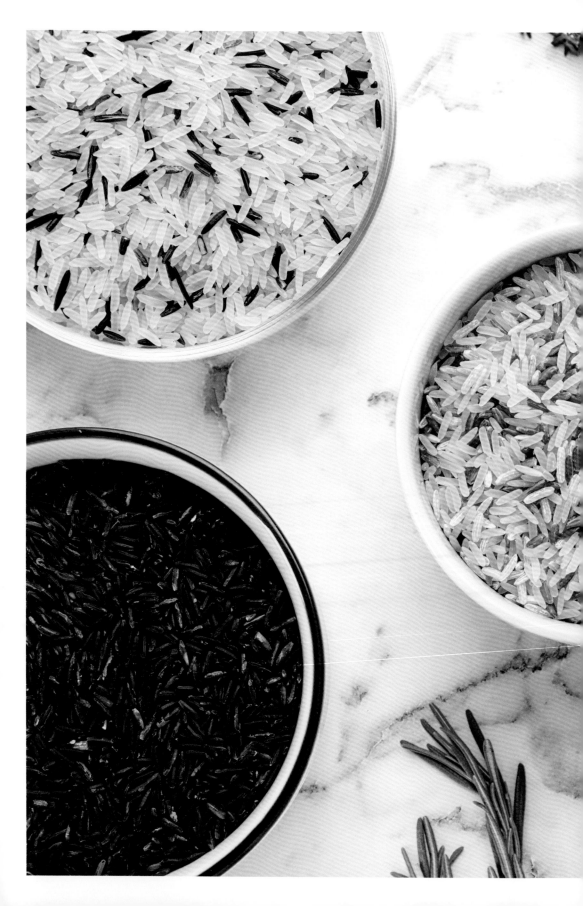

# 稻米

- 抗氧化谷物 -

稻米，尤其是糙米、黑米、红米和野生稻米，包含多种营养成分和抗炎化合物。和去壳、去麸皮、去胚芽的白米相比，这些种类的稻米中有营养丰富的麸皮和完整的胚芽。它们可以提供纤维素，还有一系列抗氧化剂，保护细胞免受自由基的破坏，进而阻止炎症发生。

## 挑选稻米

商店有多种稻米售卖。煮熟后，短粒米的口感比中粒米和长粒米更软糯，淀粉更少，更蓬松。大多数稻米都有一种柔和的坚果味，和其他稻米相比，野生稻米味道更浓郁，口感更糙。

## 料理方法

糙米、黑米、红米和野生稻米更有营养，纤维素含量更高，因此尽量选这几种米，不要选白米。煮过之后，有些营养成分会流失，某些特定的烹饪方法并不明显优于其他方法。

## 如何摄入更多稻米

• 可以用米饭搭配沙拉，或者煮成汤饭

• 用糙米、豆腐、蔬菜和生姜味噌做一份碗餐（grain bowl）

• 在米饭中加入柿子椒、墨西哥辣椒、玉米、黑豆、柠檬汁和香菜

## 营养成分

1 杯煮熟的糙米饭（约 50 克）

| | |
|---|---|
| 热量 | 216 卡路里 |
| 脂肪 | 1.8 克 |
| 蛋白质 | 5 克 |
| 碳水化合物 | 45 克 |
| 纤维素 | 3.5 克 |
| 天然糖 | 0.7 克 |
| 钠 | 10 毫克 |
| 钾 | 84 毫克 |

## 稻米和你的饮食

天然稻米符合无麸质食品的要求。但是稻米可能和其他谷物一起混合售卖，如果做成料理包出售，料理包中的其他成分可能含有谷蛋白。如果你在遵守无麸质饮食模式，一定要认真阅读成分表，确保你购买的稻米完全无麸质。

有些米饭的钠含量较高，或者添加了不健康的油，因此不符合抗炎饮食的标准。可以挑选白米，添加健康的调味料。

想要控制血糖的人，或糖尿病患者，可以在摄入非淀粉类蔬菜、健康蛋白质和脂肪的同时，搭配适量米饭。糙米、黑米、红米和野生稻米属于全谷物，升糖指数比白米饭低。

 **你知道吗?** 野生稻米的抗氧化活性是白米的 30 倍，纤维素和蛋白质含量也比白米高。

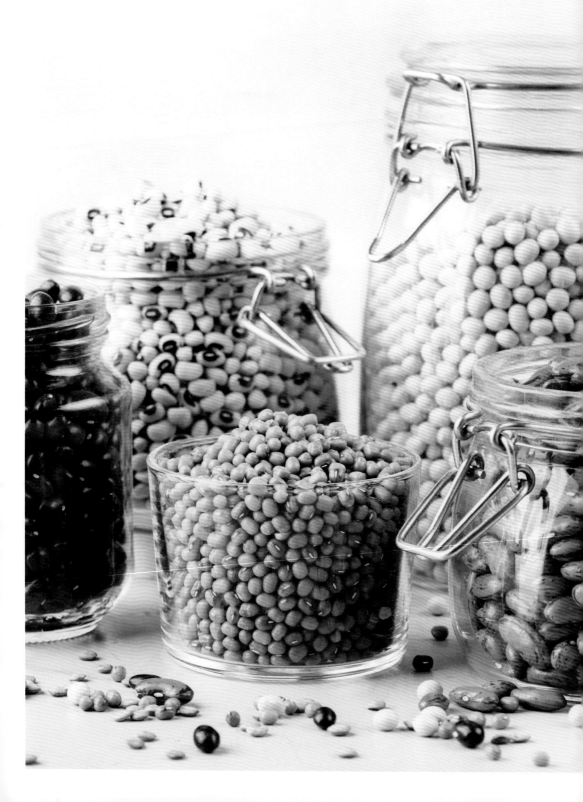

# 豆类

- 富含纤维素 -

豆类包括黄豆、豌豆和扁豆，这几种豆类都是营养价值很高的食物，有助于抑制体内炎症。小扁豆、鹰嘴豆、黑豆、花豆、芸豆和白豆，都富含具有抗炎和抗氧化功效的多酚类。豌豆的营养成分和化合物，与其他豆类相似。此外，豆类富含维生素 C 和 β- 胡萝卜素，这两种物质都能起到抗氧化剂的作用。

你可能听过豆子能通气的说法。豆类中的纤维素会让你频繁排气，完善豆类的抗炎机制。纤维素有助于肠道菌群保持健康，这样一来，肠道菌群就可以在调节体内炎症的发展过程发挥积极的作用。

## 挑选豆类

豆类的营养价值大同小异，只是味道和口感有些差别。花豆、黑豆、白豆都是温和的泥土味，吃起来像奶油一样腻滑。和其他豆类相比，小扁豆个头更小，泥土味中透着一丝轻微的胡椒味，鹰嘴豆细品起来有坚果味，口感不像其他豆类那样软糯。

到处都可以买到干豆或罐装豆类。这些食品不仅价格亲民，而且能储存很长时间。在料理干豆之前，要把坏的、干瘪的、变色的挑出去。

## 营养成分

1 杯煮熟的小扁豆（约 50 克）

| | |
|---|---|
| 热量 | 230 卡路里 |
| 脂肪 | 0.8 克 |
| 蛋白质 | 18 克 |
| 碳水化合物 | 40 克 |
| 纤维素 | 16 克 |
| 天然糖 | 3.6 克 |
| 钠 | 4 毫克 |
| 钾 | 731 毫克 |

## 如何摄入更多

• 可以在墨西哥玉米卷、配饭菜、汤、意大利面等食物中加入豆类

• 用白豆、橄榄油、大蒜、柠檬汁、新鲜香草放在料理机中打碎，做一份浓稠的蘸料

• 将鹰嘴豆加入橄榄油和调味料，烤成脆脆的零食

• 把黑豆加入辣调味汁

• 用蒸绿豆、冻香蕉、杏仁奶、薄荷和杏仁黄油做一份冰沙

## 料理方法

豆类必须煮熟食用，因为加工过程能让豆类变得更易消化，还能清除有碍营养吸收的抗营养素。在煮之前浸泡，能提升豆类的营养价值。把干豆倒进碗或容器内，让水没过豆子几英寸（1英寸 ≈ 2.54厘米）。静置8～12小时，沥干水分，再进行烹煮。如果想减少烹煮时间，可以用高压锅煮。

罐装豆类都是提前煮熟的，因此可以直接食用。罐装过程也能降低抗营养素水平。但是，有些豆类罐头的钠含量很高。如果你正在控制自己的钠摄入量，可以挑选低钠或无添加盐的豆类罐头。在吃之前清洗一下，也可以清除部分钠。

## 豆类和你的饮食

一些流行的饮食法则声称，生豆中的凝集素会引发炎症。凝集素是抗营养素，会与营养物质结合，从而降低或阻碍对营养物质的吸收。有些理论认为，凝集素会与肠道细胞结合，引发体内炎症。但是，几乎没有研究结论可以支持这些说法。

只有生吃的时候才需要考虑凝集素的问题，通过烹煮可以将其去除。由于豆子一般都是煮熟了吃，在煮之前还会浸泡很长时间，因此根本无须担心凝集素的问题。例如，吃了生的或没有煮熟的芸豆，可能会胃疼或食物中毒，但是煮熟的芸豆吃起来绝对安全。

纯素食、半素食、无麸质饮食、心脏病或糖尿病友好型饮食，都可以把豆类当作候选食材。被要求减少钾摄入量的肾脏疾病患者，应该控制豆类的摄入量。最后，由于豆类中有碳水化合物，因此不符合生酮饮食的要求。

## 尝试更多豆类

- 黑豆：用途广泛，泥土味浓郁，可以添加到墨西哥玉米卷和沙拉中

- 鹰嘴豆：可以加入汤或沙拉中，也可以做成鹰嘴豆泥

- 意大利白豆：口感软糯，可以做成豆泥，也可以直接食用

- 小扁豆：和其他干豆相比，小扁豆的烹煮时间相对较短，有泥土味和坚果味

- 豌豆：从冰箱里拿出来，直接倒进盘子吃

- 黑眼豆：搭配绿甘蓝做一道南部菜，新的一年给大家带来好运

- 芸豆：将一罐口感柔和的豆子做成辣锅

- 利马豆：用肉汤、香草、洋葱和大蒜炖成一盘丰盛的配菜或主菜

- 花生：花生也属于豆类！在苹果上涂花生酱，享用香脆的零食

 你知道吗？ 豆类是制作烘焙食品的绝佳食材！做布朗尼蛋糕和松饼时，可以按照1：1的比例，用豆泥代替油或黄油。

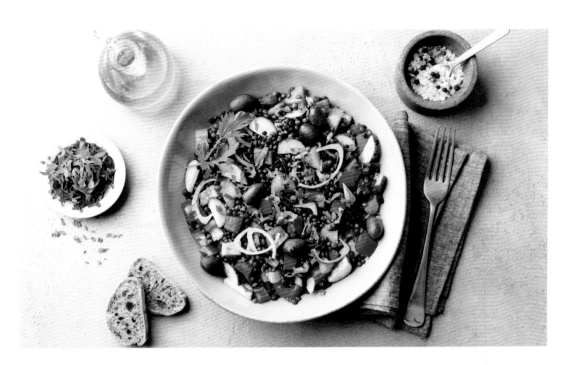

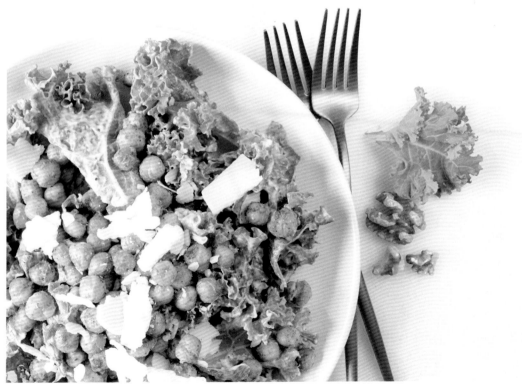

从上到下：
小扁豆给可以填饱肚子的沙拉午餐带去淳朴的味道。
在以羽衣甘蓝为主的凯撒沙拉中，用鹰嘴豆代替鸡肉，酸奶代替蛋黄酱。

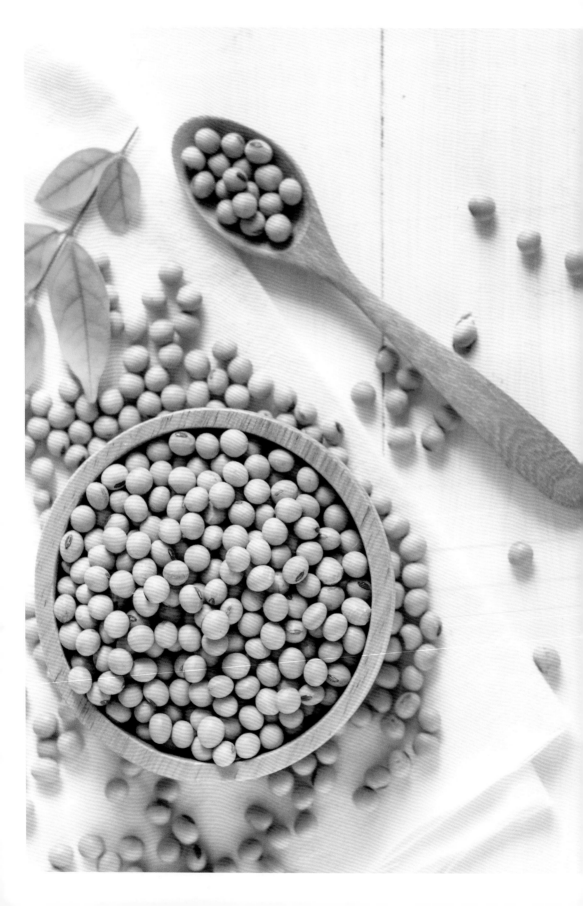

# 大豆

- 富含异黄酮 -

大豆富含纤维素、蛋白质，还有一系列微量元素。大豆中有能帮助对抗炎症的植物化合物，包括一种名为异黄酮的植物激素。摄入大豆异黄酮，能减少血液中包括C-反应蛋白在内的炎症标志物。

## 挑选大豆

市面上有不少豆制品。日本青豆通常会摆在冷冻食品区或农产品区售卖。健康食品商店，或大型连锁商店有各种各样的大豆类食品，包括精选干大豆和罐装大豆、豆浆和豆浆酸奶、豆腐、豆豉和味噌。

## 料理方法

挑选只经过初步加工的豆类产品，比如大豆、日本青豆、豆腐、无糖豆浆和豆浆酸奶、脆豆。只经过简单加工的全大豆类食品，能提供更多的抗炎营养物质和化合物，通常不会额外添加盐、糖或防腐剂。

## 如何摄入更多大豆

- 日本青豆加海盐清蒸，做成零食
- 给豆腐刷上橄榄油、酱油、枫糖浆和大蒜一起烤制，做一道纯素主菜
- 用无糖豆浆泡一夜燕麦，或者做奇亚籽布丁

**你知道吗？** 豆豉和味噌都是发酵制成的大豆类食物，可能会给身体带来其他的益处（参见第 107 页）。

## 营养成分

1 杯煮熟的日本青豆（约 50 克）

| | |
|---|---|
| 热量 | 189 卡路里 |
| 脂肪 | 8 克 |
| 蛋白质 | 17 克 |
| 碳水化合物 | 15 克 |
| 纤维素 | 8 克 |
| 天然糖 | 3.4 克 |
| 钠 | 9 毫克 |
| 钾 | 676 毫克 |

## 大豆和你的饮食

大豆类食品完全符合纯素食主义者、半素食主义者的标准，大部分也符合无麸质饮食的要求。基于它们的碳水化合物含量，有些大豆类食品可能不适合遵循低碳水化合物饮食或生酮饮食模式的人食用。

食用仅经过初步加工的大豆类食品，可以降低与炎症相关疾病的患病风险，其中包括心脏病、脑卒中、2 型糖尿病和某些癌症。大豆中的异黄酮，在体内能起到类似雌激素的微弱作用，有些人因此认为大豆会增加与激素相关的癌症，比如乳腺癌、子宫内膜癌和前列腺癌的患病风险。实际上，大部分研究表明，大豆不会对这些癌症的发展产生影响，甚至可能在抗击癌症过程中发挥积极作用。

大豆可能会干扰甲状腺激素替代药物的吸收。如果你有甲状腺疾病，或正在服用甲状腺类药物，请先向医生咨询是否可以食用。

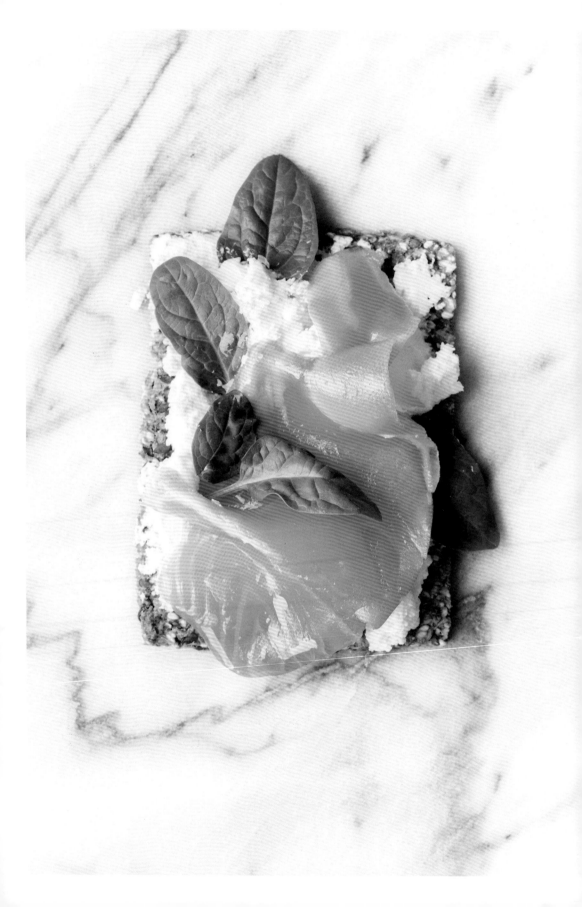

# 三文鱼

- 海洋中的 ω-3 脂肪酸 -

三文鱼的抗炎特性广为人知，而且名副其实。这种高脂肪鱼类富含二十碳五烯酸和二十二碳六烯酸这两种 ω-3 脂肪酸。ω-3 脂肪酸可能通过减少体内炎症化合物的产生，干扰炎症的发展过程，有助于缓解炎症。

## 挑选三文鱼

红大马哈鱼和帝王鲑中的 ω-3 脂肪酸含量高于其他种类的三文鱼，但是所有三文鱼都含有这种脂肪酸。尽量挑选捕获的野生三文鱼。冰冻三文鱼的 ω-3 脂肪酸含量与新鲜鱼不相上下。

## 料理方法

减少三文鱼水分的烹制方法，比如烟熏或腌制，相同分量中的 ω-3 脂肪酸含量更高。同理，和新鲜的三文鱼相比，同样分量的三文鱼罐头，也含有更多的 ω-3 脂肪酸。只是需要注意这些食物中的钠含量，如果你在控制自己的食盐摄入量，选择低钠或不添加盐的食品。

## 如何摄入更多三文鱼

• 水煮或煎三文鱼配烤蔬菜，做正餐（参见第 118 页）

• 将调味料和三文鱼罐头、燕麦粉和鸡蛋搅拌均匀，做三文鱼"汉堡"

### 营养成分
3 盎司煮熟的红大马哈鱼 *

| | |
|---|---|
| 热量 | 143 卡路里 |
| 脂肪 | 6 克 |
| 蛋白质 | 22 克 |
| 碳水化合物 | 0 克 |
| 纤维素 | 0 克 |
| 天然糖 | 0 克 |
| 钠 | 114 毫克 |
| 钾 | 347 毫克 |

* 3 盎司约 85 克。

## 三文鱼和你的饮食

三文鱼是一种适合多种特殊饮食的健康食材，比如低碳水化合物饮食、生酮饮食，以及无麸质饮食。三文鱼中不含碳水化合物，其中富含可以填饱肚子的蛋白质和脂肪，因此不会导致血糖飙升。糖尿病患者可以用含有碳水化合物的食材，比如水果、淀粉类蔬菜以及全谷物，搭配三文鱼，制作一顿营养均衡的膳食。

对于想要预防和治疗心脏疾病的人来说，可以在饮食中加入更多的三文鱼。每周吃两顿富含 ω-3 脂肪酸的三文鱼，能降低脑卒中和突发心脏病的风险。将含高饱和脂肪的蛋白质，比如加工肉和肥肉，换成鱼，这些好处会变得更加明显。

**你知道吗？** 养殖三文鱼中有大量 ω-6 脂肪酸，过量摄入会影响 ω-3 脂肪酸的抗炎效果。

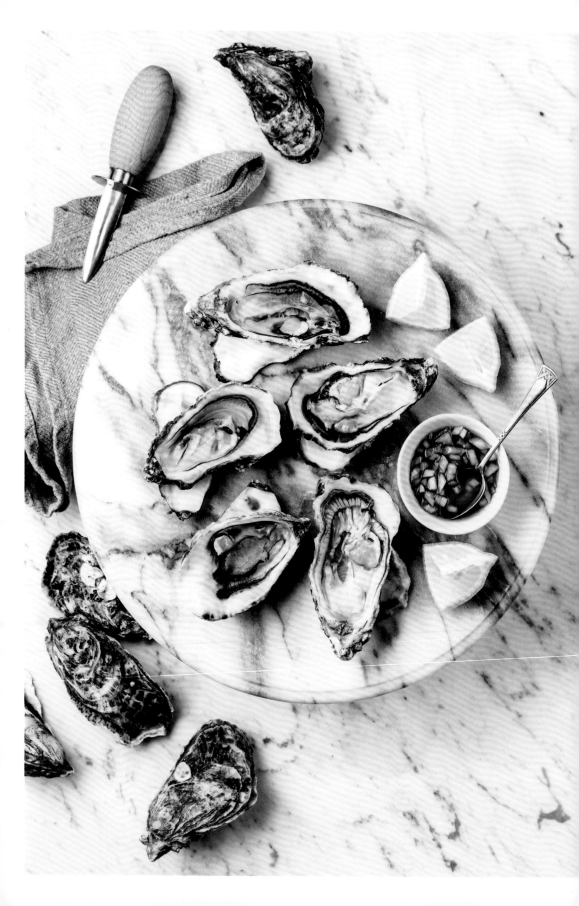

# 其他高脂肪鱼类 / 贝类海鲜

- 水中的健康油脂 -

三文鱼（见第69页）是众所周知的ω-3脂肪酸来源，其实其他鱼类和贝类海鲜，包括长鳍金枪鱼、鲱鱼、沙丁鱼、鲭鱼、鳟鱼、凤尾鱼在内的油性鱼类，再加上贻贝和牡蛎等，也能提供这种抗炎营养成分。

## 挑选高脂肪鱼类

在选购鱼类时，应该让其保持在一定温度中。所以，你可以在准备结账之前，再把鱼类放入购物车中。用塑料袋包裹起来，防止鱼类与其他食物交叉感染。如果有明显的腥味，说明已经变质，应该马上丢弃。

## 料理方法

煮、煎、烤都不会减少海鲜中的有效抗炎成分。但是油炸会带走鱼类中的有益成分。油炸不仅会破坏ω-3脂肪酸，用来炸鱼的油还会产生不健康的脂肪。

## 如何摄入更多高脂肪鱼类

- 用黑麦面包、黄油、腌制或烟熏鲱鱼，加新鲜莳萝，做一个开放式三明治
- 在沙拉中加入凤尾鱼
- 用橄榄油、大蒜和欧芹煮贻贝汤，代替意大利面

**你知道吗?** 人们通常误以为冷冻鱼类不如新鲜鱼类有营养。其实，冷冻鱼类的营养价值和新鲜鱼一样高，而且通常价格更低廉。

## 营养成分

3个煮熟的太平洋牡蛎

| | |
|---|---|
| 热量 | 123 卡路里 |
| 脂肪 | 3.6 克 |
| 蛋白质 | 14.1 克 |
| 碳水化合物 | 7.5 克 |
| 纤维素 | 0 克 |
| 天然糖 | 0 克 |
| 钠 | 159 毫克 |
| 钾 | 228 毫克 |

## 高脂肪鱼类和你的饮食

只要不对鱼类或贝类海鲜过敏，无论是践行心脏病和糖尿病友好型饮食、低碳水化合物饮食，还是无麸质饮食模式的人，都可以享用海鲜。这里提到的鱼类，其抗炎功效的ω-3脂肪酸含量都非常高。其他脂肪含量相对较低的鱼类和贝类海鲜，比如鳕鱼、虾和扇贝，营养价值也很高，只是ω-3脂肪酸含量没那么高而已。

鱼类中含有汞，汞是一种有毒金属，剂量过高会导致神经系统疾病或其他健康问题。怀孕妇女、哺乳期的妈妈和儿童，应该控制包括金枪鱼和剑鱼在内的高汞海鲜的摄入量。帝王鲭的汞含量比大西洋鲭鱼高。

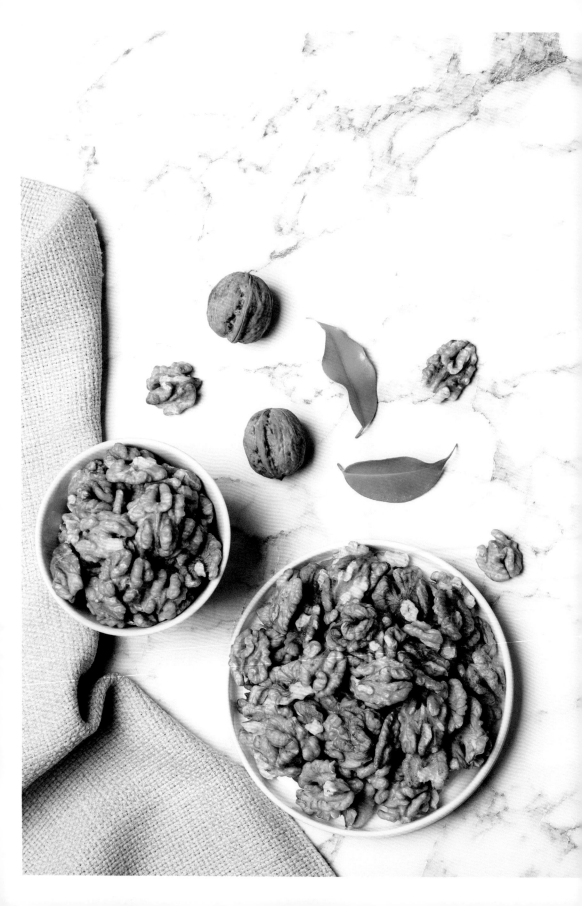

# 核桃

-α- 亚麻酸供应站 -

核桃富含可以对抗氧化应激反应的抗氧化剂和多酚类物质，具有强大的抗炎功效。核桃中含有鞣花丹宁，肠道菌群会将其转化成一种名为尿石素的化合物，目前正在探索尿石素的抗癌和抗炎功效。核桃中富含一种名为 α- 亚麻酸的 ω-3 脂肪酸，这两种物质可能起到缓解炎症的作用。

## 挑选核桃

核桃通常会去壳出售。检查核桃仁有没有变色发霉，不要买干瘪的核桃仁。把核桃放进冰箱，可以延长保存期限。

## 料理方法

核桃无论是生吃，还是烤制，都能提供丰富的营养。无论选择哪种食用方法，营养价值都差不多，但是生核桃抗氧化能力可能更强。如果你喜欢烤核桃，要选经过高温干燥过的干核桃，而不是油炸过的。

## 如何摄入更多核桃

· 用核桃、苹果、红洋葱、生菜加香醋汁做沙拉
· 在早餐的酸奶或燕麦中加入核桃
· 将墨西哥玉米饼中的一半牛肉或火鸡肉，换成核桃碎

**你知道吗?** 用较短时间烤一下核桃，味道更浓郁，还能减少部分苦味。

### 营养成分
1 盎司未添加盐的生核桃 *

| | |
|---|---|
| 热量 | 185 卡路里 |
| 脂肪 | 18 克 |
| 蛋白质 | 4.3 克 |
| 碳水化合物 | 3.9 克 |
| 纤维素 | 1.9 克 |
| 天然糖 | 0.7 克 |
| 钠 | 1 毫克 |
| 钾 | 125 毫克 |

* 1 盎司约 28 克，14 瓣核桃仁，注：一瓣是半个核桃。

## 核桃和你的饮食

天然核桃符合纯素食、半素食、无麸质饮食、低碳水化合物饮食的标准。由于核桃是一种高油脂类食物，因此也是生酮饮食的优质食材。对树生坚果过敏的人不要吃核桃。另外，生核桃可能加剧炎症性肠病的症状。

核桃中油脂、微量营养物质，以及植物化合物，可能有助于降低心脏病和脑卒中的患病风险。如果你有高血压，正在控制钠的摄入量，要购买不添加盐的核桃。

并不是所有以核桃为原料的食物都符合抗炎饮食的标准，比如添加了糖和黄油的烘焙食品，以及用糖渍核桃做的甜食。想要获得核桃抗炎功效的最佳方法，就是直接享用，或者添加自制的健康调味料，比如橄榄油、香草和其他佐料。

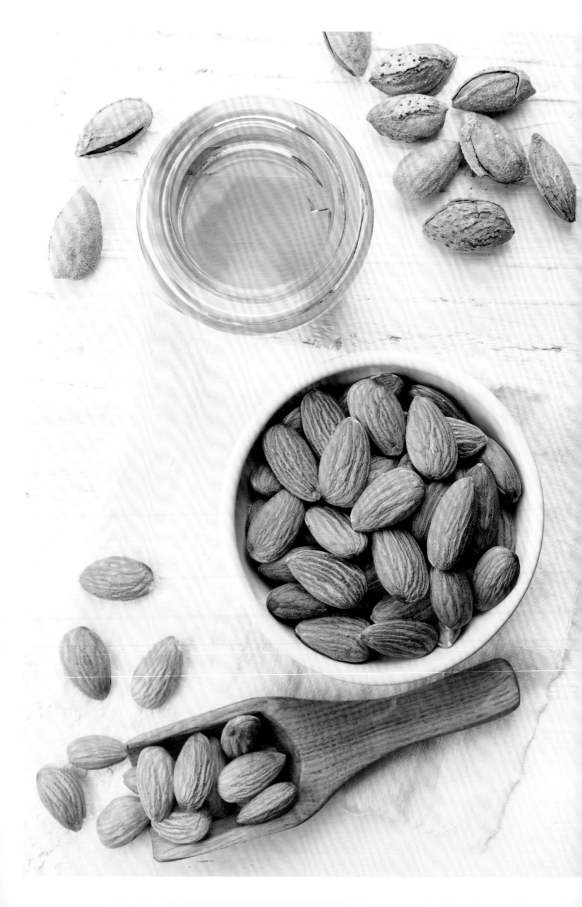

# 杏仁

- 高效补充维生素 E-

杏仁是维生素 E 的绝佳来源，维生素 E 是一种能赋予身体抗氧化活性的脂溶性营养物质。日常食用杏仁还能降低心脏病的患病风险，部分原因在于，杏仁中的植物营养素发挥了抗炎功效，以及其中的不饱和脂肪有助于维护心脏健康。

## 挑选杏仁

我们可以买到生杏仁、烤杏仁，还能买到去皮的白杏仁，而不去皮的杏仁味道最好。褪去棕色的表皮，就是白色的杏仁肉。将杏仁放入密封的容器，置于阴凉、干燥、避光处，也可以放在冰箱或冰柜内保存。

## 料理方法

和其他坚果一样，生杏仁和烤杏仁的营养价值相当。选购烤杏仁时，最好选未添加不健康油脂，没有多余的盐、糖或调味品的干杏仁。选购杏仁黄油时，应该选择成分表上只有杏仁这一种成分的食品。

## 如何摄入更多杏仁

· 杏仁、樱桃干和椰丝拌在一起食用
· 在早餐的燕麦中加入杏仁黄油，或者将杏仁黄油添加到冰沙中
· 在沙拉中撒一些杏仁切片

**你知道吗?** 也可以通过喝杏仁奶来摄入这种抗炎坚果。注意挑选无糖杏仁奶。

## 营养成分

1 盎司未添加盐的生杏仁 *

| | |
|---|---|
| 热量 | 164 卡路里 |
| 脂肪 | 14.2 克 |
| 蛋白质 | 6 克 |
| 碳水化合物 | 6.1 克 |
| 纤维素 | 3.5 克 |
| 天然糖 | 1.2 克 |
| 钠 | 0 毫克 |
| 钾 | 210 毫克 |

* 1 盎司约 28 克，24 个杏仁。

## 杏仁和你的饮食

只要不对树生坚果过敏，就可以将杏仁加入自己的食谱。无论是纯素食主义者、半素食主义者、无麸质饮食者，还是低碳水化合物饮食者，都可以食用杏仁。由于杏仁油脂含量很高，因此在生酮饮食中用途十分广泛。实际上，在无麸质食谱和生酮食谱中，常用杏仁粉制作烘焙食品。

吃杏仁对大部分与炎症相关的疾病有益，其中包括心脏病、糖尿病、关节炎、银屑病。但是，炎症性肠病患者难以消化生杏仁和其他生坚果。

过去，生杏仁常与沙门氏菌爆发有关。最近这种现象消失了，很大程度上是因为美国农业部在 2007 年对在加州种植的杏仁实施了强制巴氏杀菌计划。

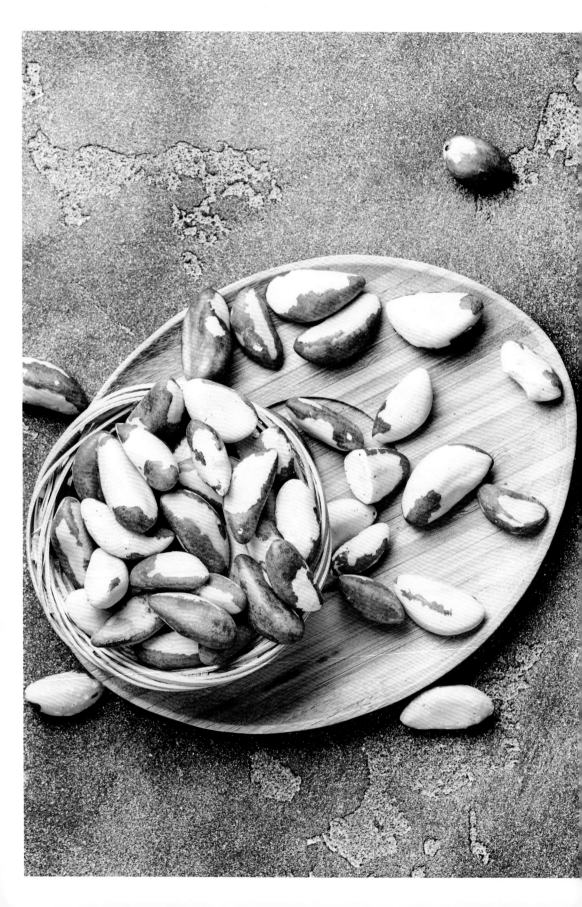

# 巴西栗

- 超级补硒英雄 -

巴西栗的硒含量非常高，只需要吃一颗巴西栗，就能补充超过一天所需的硒。这种必要矿物质可以保护细胞免受氧化损伤，在体内能起到抗氧化剂的作用。细胞受到氧化伤害就可能助长炎症，进而引发相关疾病。从饮食中补充足量的硒元素，有助于降低血液中的炎症标志物 C- 反应蛋白的水平。

## 挑选巴西栗

你可以买到生巴西栗，也可以买到烤巴西栗或去皮的巴西栗。除了去皮的巴西栗之外，其他巴西栗在白色的果肉上通常有一层斑驳的棕色果皮。挑选巴西栗时，不要选干瘪或变色的。

## 料理方法

无论通过什么方法料理，巴西栗的营养价值几乎都是相似的。由于矿物质通常耐高温，烤巴西栗的硒含量不会发生变化。确保你买到的烤巴西栗是高温干烤，没有添加不健康的油。

## 如何摄入更多巴西栗

- 每天吃一颗巴西栗，补充一天所需的硒元素
- 将巴西栗碎添加到酸奶或燕麦中
- 一些巴西栗配几片芒果干，当作零食

**你知道吗？**
你所在的地方，或许不太方便买到巴西栗。如果你一时买不到，可以试着去天然食品商店或线上购买。

## 营养成分
1 盎司未添加盐的生巴西栗 *

| | |
|---|---|
| 热量 | 186 卡路里 |
| 脂肪 | 19 克 |
| 蛋白质 | 4.1 克 |
| 碳水化合物 | 3.5 克 |
| 纤维素 | 2.1 克 |
| 天然糖 | 0.7 克 |
| 钠 | 1 毫克 |
| 钾 | 187 毫克 |

* 1 盎司约 28 克，6 个巴西栗。

## 巴西栗和你的饮食

由于巴西栗具有高脂肪、低碳水化合物的特性，因此十分适合生酮饮食者食用。巴西栗同样符合纯素食、半素食和无麸质饮食的要求。但是，对树生坚果过敏的人应该避免食用巴西栗。和其他生坚果一样，炎症性肠病患者同样不适合食用生巴西栗。

巴西栗中的脂肪大部分是不饱和脂肪，因此对于那些需要遵循心脏友好型饮食模式的人是非常有好处的。如果你正在控制自己的钠摄入量，注意挑选无添加盐的巴西栗。

吃太多巴西栗会过量摄入硒元素。长此以往，会导致头发和指甲变脆、皮疹、口腔中有金属味、呼吸困难，甚至出现心脏或肾脏衰竭。为了避免进入体内的硒元素超过每日摄入量的上限，每天只能吃 1 ~ 3 个巴西栗。

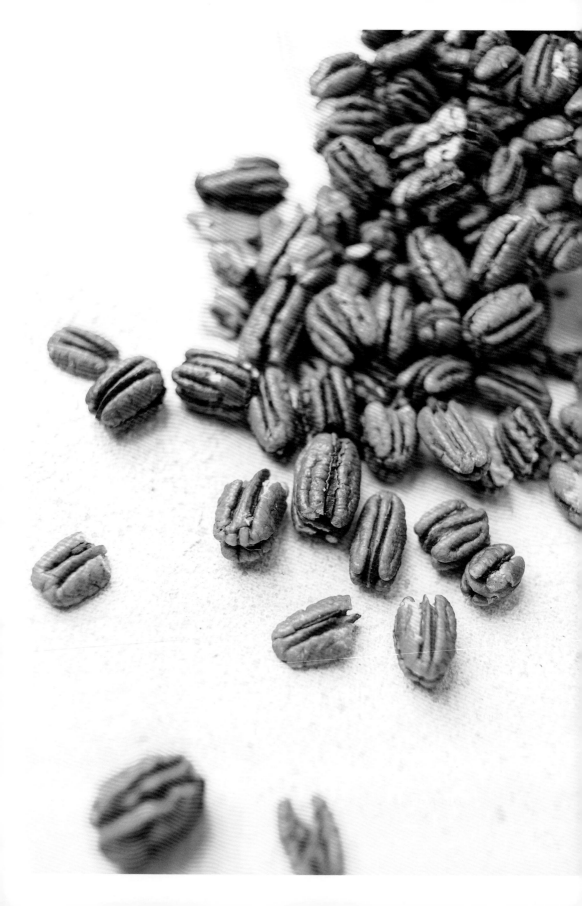

# 碧根果

- 一分为二的健康脂肪 -

碧根果中有很多能起到抗炎作用的营养成分和化合物。除了能提供单不饱和脂肪与膳食纤维外，碧根果中还有维生素 E，以及能起到抗氧化剂作用的多酚类。研究显示，日常摄入碧根果有助于降低体内低密度脂蛋白和胆固醇水平，从而降低患心脏病的风险。

## 挑选碧根果

我们通常见到的是去壳的碧根果仁。应该挑选颗粒饱满，外表呈棕色的。和碎果仁相比，半个碧根果味道更鲜美，但是当食材加工时，碎果仁更省时间。为了保持坚果的品质，可以放进冰箱或冰柜储存。

## 料理方法

由于碧根果中的营养成分不会因为烘烤受到太大的影响，生的或烤的原味碧根果都是很好的食物。和其他坚果一样，干烤碧根果，比添加了油、盐、糖或其他调味剂的更健康。

## 如何摄入更多碧根果

- 将碧根果碎、香草和各种佐料，撒在鱼上
- 把碧根果碎加入酸奶冰激凌、早餐燕麦或水果沙拉
- 在烘焙食品中加入碧根果

**你知道吗？** 全世界 90% 以上的碧根果产自美国。它的英文名称 Pecan 源自阿尔贡金语，意思是必须用石头敲开的坚果。

## 营养成分
1 盎司生的碧根果 *

| | |
|---|---|
| 热量 | 196 卡路里 |
| 脂肪 | 20 克 |
| 蛋白质 | 2.6 克 |
| 碳水化合物 | 3.9 克 |
| 纤维素 | 2.7 克 |
| 天然糖 | 1.1 克 |
| 钠 | 0 毫克 |
| 钾 | 116 毫克 |

\* 1 盎司约 28 克，19 瓣碧根果仁。

## 碧根果和你的饮食

碧根果经常被做成糖渍坚果，或者添加到馅饼和其他甜食中。这些都不是能充分获得其抗炎成分的健康食用方法。建议生吃，或者加自制调味料烤着吃。如果你需要控制糖或盐的摄入量，或者患有糖尿病、心脏病等疾病，更应该注意。

有些人可能会为碧根果以及其他坚果超高的脂肪含量感到担忧，尤其是你已经被告知应该减少脂肪的摄入量。其实，碧根果中大部分是单不饱和与多不饱和脂肪，这类脂肪有益心脏健康，适量食用益处多多。

碧根果中的脂肪，也使其非常适合遵循生酮饮食模式的人食用。碧根果同样适合纯素食主义者、半素食主义者、无麸质饮食者食用，但是如果你对树生坚果过敏，应该加以避免。另外，生坚果可能会加重炎症性肠病患者的症状。

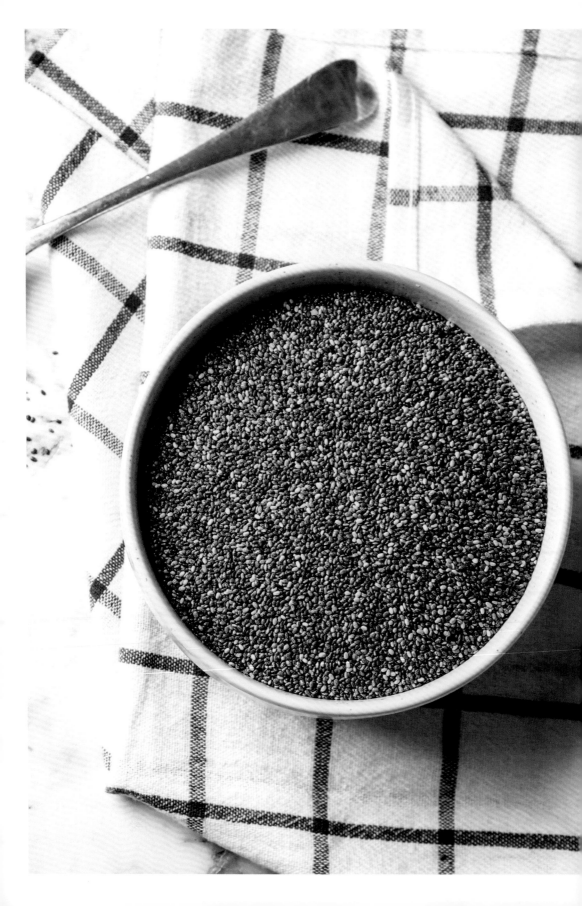

# 奇亚籽

- 小而不凡的健康油脂 -

虽然奇亚籽个头非常小，却是膳食纤维、健康脂肪，以及各种能起到抗炎作用的营养成分的绝佳来源。奇亚籽中的脂肪大部分是 ω-3 脂肪酸，也就是 α- 亚麻酸，这种物质能减少炎症标志物。奇亚籽还能提供包括山柰酚、槲皮素和咖啡酸在内的抗氧化化合物。

## 挑选奇亚籽

奇亚籽味道温和，微微有点坚果味。颜色有黑白两种，不同品种营养成分稍有差别，但是营养价值不相上下。不要选棕色的奇亚籽，这种是没有熟透的，营养价值不高。

## 料理方法

奇亚籽无论是生吃、泡着吃，还是煮熟，都能发挥它的抗炎功效。奇亚籽会吸收水分，与水结合之后会形成一种胶状物质。因此也增加了它的多样性用途。

## 如何摄入更多奇亚籽

- 制作奇亚籽布丁（参见第 112 页）
- 做果酱和果冻时，用奇亚籽代替果胶充当黏稠剂
- 在冰沙、烘焙食品、自制格兰诺拉麦片和沙拉酱中添加奇亚籽

**你知道吗?**

奇亚籽是一种薄荷类植物的种子，原产地是中美洲。奇亚籽是阿兹特克人和玛雅人的主食，现在在美国随处都可以买到。

## 营养成分
1 盎司奇亚籽 *

| | |
|---|---|
| 热量 | 138 卡路里 |
| 脂肪 | 9 克 |
| 蛋白质 | 4.7 克 |
| 碳水化合物 | 12 克 |
| 纤维素 | 10 克 |
| 天然糖 | 0 克 |
| 钠 | 5 毫克 |
| 钾 | 115 毫克 |

* 1 盎司约 28 克。

## 奇亚籽和你的饮食

奇亚籽出色的营养价值，使其成为适用于所有饮食模式的丰富营养食材。奇亚籽中富含健康脂肪和纤维素，而且不含糖，不会导致血糖飙升。因此，奇亚籽可以帮助糖尿病人控制血糖。

以植物为基础的饮食模式，通常在营养和烹饪方面有所欠缺，而奇亚籽正好能填补这方面的缺失。奇亚籽是完全蛋白质优质来源，也就是说，它包含人体需要从食物中获取的所有必需氨基酸。此外，奇亚籽与水混合之后，可以替代鸡蛋，制作纯素烘焙食品。

奇亚籽中富含的纤维素，会引起腹胀、排气、便秘或腹泻。将奇亚籽加入你的饮食时，注意不要操之过急，要适量，慢慢适应这种食物。如果你有炎症性肠病、消化系统问题，或者存在需要控制纤维素摄入量的健康问题，可能需要控制食用奇亚籽的量。

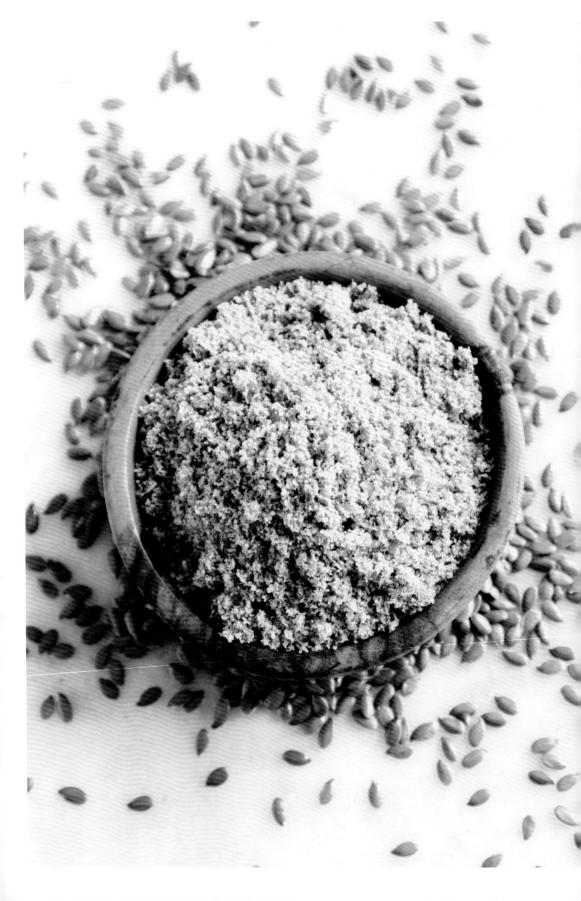

# 亚麻籽

- 富含木脂素 -

亚麻籽的抗炎特性，要归功于其中的α-亚麻酸。亚麻籽中还含有名为木脂素的多酚类，它能起到抗氧化、抗炎，以及类似于雌激素的作用。有证据显示，亚麻籽中的木脂素有助于降低C-反应蛋白水平，缓解肠道中的炎症。

## 挑选亚麻籽

不要选整颗的亚麻籽，最好选择磨好的亚麻籽粉，因为亚麻籽粉更容易消化，人体更容易获得其中的营养成分和化合物。也可以买亚麻籽油，其中的α-亚麻酸含量比亚麻籽高，但是不含纤维素。亚麻籽和亚麻籽油，都有淡淡的坚果味。

## 料理方法

亚麻籽粉中的α-亚麻酸和木脂素似乎不惧高温。因此，亚麻籽粉既可以生吃，也可以添加到烘焙食品或菜肴中。但是，亚麻籽油对温度、氧气和光照敏感。最好添加到沙拉等凉菜中，或者菜肴做好之后再添加。

## 如何摄入更多亚麻籽

- 在麦片中拌入亚麻籽粉

- 在松饼和面包中加入亚麻籽粉，也可以添加到做煎饼或华夫饼的面糊中

- 用亚麻籽油做沙拉的调味料

## 营养成分
1 茶匙亚麻籽粉（约 10 克）

| | |
|---|---|
| 热量 | 37 卡路里 |
| 脂肪 | 3 克 |
| 蛋白质 | 1.3 克 |
| 碳水化合物 | 2 克 |
| 纤维素 | 1.9 克 |
| 天然糖 | 0.1 克 |
| 钠 | 2 毫克 |
| 钾 | 57 毫克 |

## 亚麻籽和你的饮食

亚麻籽符合纯素食、半素食、无麸质饮食和低碳水化合物饮食的要求。其中的纤维素还能抑制血糖上升，使其非常适合糖尿病患者食用。大量进食亚麻籽会导致腹痛、腹泻，以及肠胃不适。如果将亚麻籽加入到你的饮食中，一定不要忘了多喝水。

患有银屑病、湿疹、红斑狼疮、关节炎、炎症性肠病，或其他胃肠道疾病的人，可能会得到吃亚麻籽来缓解炎症的建议。目前，关于使用亚麻籽预防和治疗这些疾病的研究还很有限，但是更多相关研究正在进行中。

**你知道吗？** 在制作烘焙食品时，可以用亚麻籽代替鸡蛋。1 勺亚麻籽粉加 3 勺水，搅拌均匀，静置10～15 分钟使其变得黏稠。

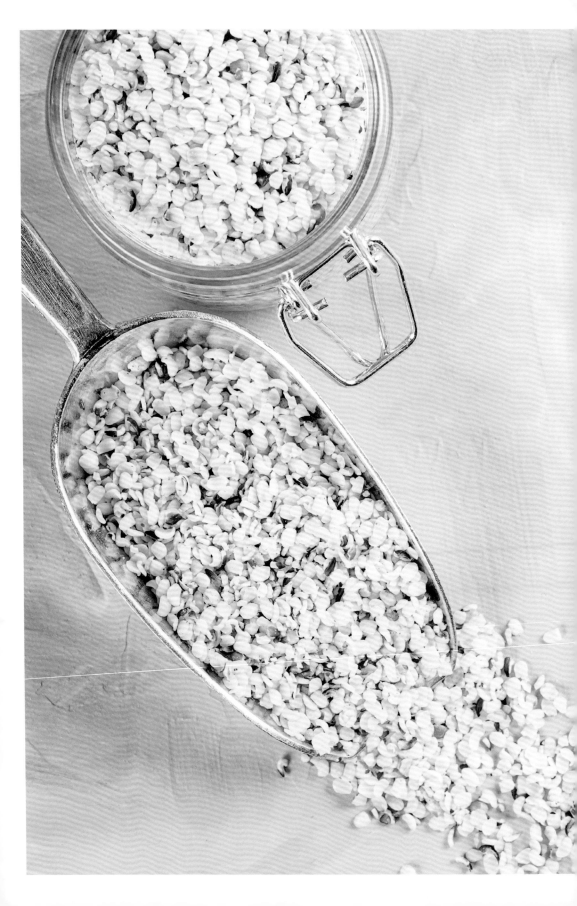

# 大麻籽

- 脂肪酸的英雄 -

在大麻籽坚硬的外壳下，包裹着营养丰富的大麻仁，其中有丰富的健康脂肪，还有必要脂肪酸 ω-3 和 ω-6，而且比例相当合理。大麻籽中的 γ- 亚麻酸和 ω-6 脂肪酸的抗炎功效，已经被动物实验和试管阶段实验的证实。

## 挑选大麻籽

大麻籽有白色的，也有淡绿色的。味道温和，细细品尝会有甜味和坚果味。你可以在商店的坚果种子区和散货区找到大麻籽。

## 料理方法

大麻籽最常见的食用方法是生吃，能最大限度地保留其中的营养成分。大麻仁中的健康脂肪对温度敏感，如果用油炸等高温烹饪方法进行加工，会破坏它的结构，但在烘焙过程中似乎不会受损。大麻油不可以用来烹饪，可以用于凉拌，或添加到已经做好的菜肴中。

## 如何摄入更多大麻籽

• 撒到沙拉、烤面包、酸奶或燕麦上
• 加入冰沙、香蒜酱、鹰嘴豆泥、酱汁、松饼，或补充能量的零食
• 用大麻籽油做沙拉调料，或淋在意大利面、烤蔬菜或谷物碗上

**你知道吗?**

大麻籽来自大麻，大麻二酚油作为一种潜在的治疗与关节炎和其他疼痛相关病症和炎症的药物，势头正劲。

## 营养成分

3 茶匙去壳大麻籽（约 30 克）

| | |
|---|---|
| 热量 | 166 卡路里 |
| 脂肪 | 14.6 克 |
| 蛋白质 | 9.5 克 |
| 碳水化合物 | 2.6 克 |
| 纤维素 | 1.2 克 |
| 天然糖 | 0.5 克 |
| 钠 | 1.5 毫克 |
| 钾 | 360 毫克 |

## 大麻籽和你的饮食

大麻籽是健康脂肪、纤维素和植物蛋白的优质来源。大麻籽可以补充完全蛋白，使其成为适合纯素食主义者和半素食主义者食用的健康食材。一份（3 茶匙）大麻籽中的蛋白质含量比一个鸡蛋还高。

大麻籽天生符合无麸质饮食的要求，但可能被加工过含谷蛋白谷物的设备污染。如果你有乳糜泻，或出于其他原因需要遵循无麸质饮食模式，要购买有无麸质认证的大麻籽。

随处都可以买到的大麻蛋白粉，是大麻籽的另一种形式。大麻蛋白粉可以添加到冰沙、燕麦和烘焙食品中。但是，有些大麻蛋白粉中有添加剂和甜味剂。为了避免摄入不必要或不健康的成分，选择只含大麻蛋白粉的食品。

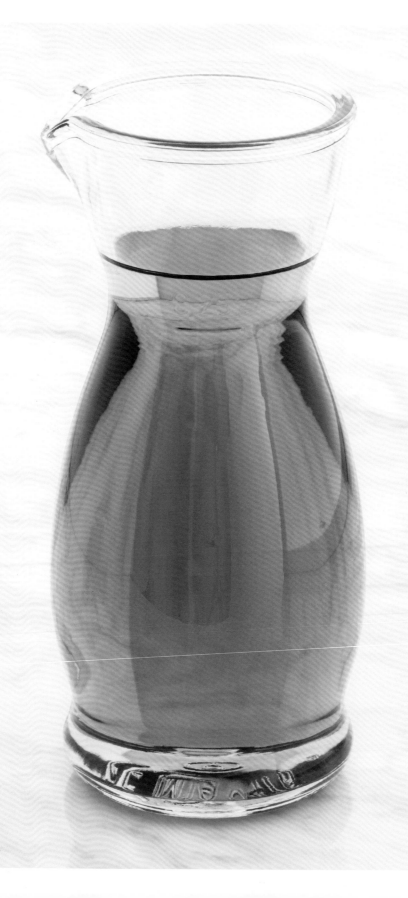

# 橄榄油

- 富含刺激醛 -

橄榄油能为健康带来很多好处，这在一定程度上与其中包含的抗炎化合物有关。在橄榄油中包含的众多抗氧化剂中，有一种名为刺激醛的化合物，其抗炎机制可以比拟布洛芬。橄榄油中的主要不饱和脂肪酸是油酸，油酸也能减轻炎症。

## 挑选橄榄油

橄榄油对光照、空气和一定限度以上的温度敏感。要确保你摄入的是不曾暴露在这类环境下的高质量特级初榨橄榄油。不要选购贴了淡色标签的精炼油，要买装在深色玻璃或金属容器中的橄榄油。

## 料理方法

相关研究已经驳斥了橄榄油中的脂肪酸和抗氧化剂会因为高温变得不稳定的说法。烤、炒、煎，以及大部分常见的烹饪方法，不会影响橄榄油的抗炎特性。

## 如何摄入更多橄榄油

- 用特级初榨橄榄油烹饪
- 用橄榄油做调味料和腌泡汁的基础材料
- 做烘焙食品时，将熔化的黄油或精炼植物油换成橄榄油

**你知道吗？** 略带辛辣味道的橄榄油富含大量多酚类抗氧化剂。橄榄油通常由提早收获的橄榄制成。

## 营养成分

1 茶匙橄榄油（约 10 克）

| | |
|---|---|
| 热量 | 119 卡路里 |
| 脂肪 | 14 克 |
| 蛋白质 | 0 克 |
| 碳水化合物 | 0 克 |
| 纤维素 | 0 克 |
| 天然糖 | 0 克 |
| 钠 | 0 毫克 |
| 钾 | 0 毫克 |

## 橄榄油和你的饮食

橄榄油是可以帮你对抗炎症的优质食材。由于橄榄油的抗炎特性，地中海饮食能降低心脏病、糖尿病、癌症和阿尔茨海默病风险。食用橄榄油还有助于缓解关节炎、痛风和炎症性肠病的症状。

橄榄油符合半素食、纯素食、无麸质饮食和生酮饮食的要求。橄榄油中不含碳水化合物，不会提升血糖。虽然脂肪含量高，但只要适量食用，就不会增加体重。

有些人为了获得橄榄油带来的好处，直接饮用，但这会导致过量摄入，最好在烹饪时使用。实际上，如果用橄榄油搭配包含脂溶性营养物质的食物一起食用，有助于提高营养物质的吸收率。

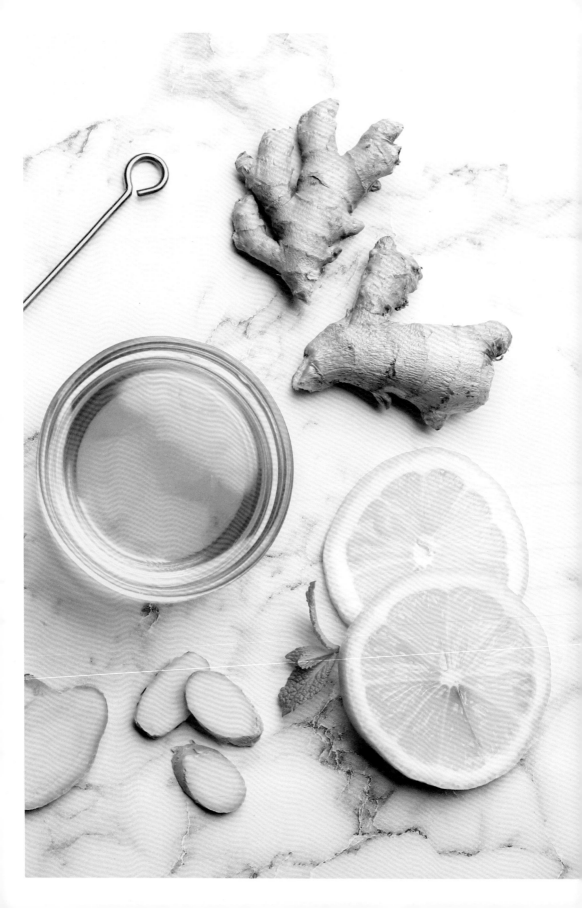

# 姜

- 可以止疼的根茎 -

数百年来，姜一直被人们当作一种治疗药物使用，它的抗炎功效确实十分强大。事实表明，姜有助于缓解关节炎的疼痛和强直症状，还能缓解月经疼痛。姜或许还能对抗阿尔茨海默病这类与慢性炎症相关的疾病。

## 挑选姜

在商店挑选姜块时，要挑选硬实皮薄，表面没有褶皱的。表皮有褶皱说明姜太老了。在调料区也能买到干姜。

## 料理方法

姜粉的抗炎功效与生姜、熟姜或干姜类似。有些说法认为，经过高温或干燥后，由于其中的姜辣素转化成了姜烯酚，姜的功效会变得更强。无论是鲜姜还是干姜，都对健康有益。

## 如何摄入更多姜

• 在炒菜、沙拉酱、腌泡汁、汤和咖喱中加入姜

• 在草本茶中加入姜片

• 将鲜姜块压碎，味道更醇厚

**你知道吗?** 把整块的姜用保鲜膜牢牢包裹起来，或者装进密封袋，放进冰箱保鲜区抽屉内。

## 营养成分

1 茶匙鲜姜碎（约 10 克）

| | |
|---|---|
| 热量 | 6 卡路里 |
| 脂肪 | 0 克 |
| 蛋白质 | 0 克 |
| 碳水化合物 | 1.2 克 |
| 纤维素 | 0 克 |
| 天然糖 | 0 克 |
| 钠 | 0 毫克 |
| 钾 | 24 毫克 |

## 姜和你的饮食

只需要摄入一点姜，就能发挥很大功效，这种独具风味的调味品不仅对健康大有好处，而且几乎不含卡路里。由于姜的用量很小，因此能提供的常量营养元素、维生素或矿物质很少。也正因为如此，姜几乎适用于包括低碳水化合物饮食、生酮饮食、无麸质饮食、纯素食或半素食在内所有的特殊饮食模式。

有些人因为血压高或患有肾脏疾病，需要遵循低钠饮食模式，对于这些人来说，姜是非常棒的调味料。由于姜的味道很重，做菜的时候加入适量的姜，通常可以减少或不用盐。

但是，如果你有胃灼热的毛病，或许不太适合食用姜。吃太多会导致胃酸反流，甚至会出现腹泻、胃部不适的症状。从少量摄入开始，时刻注意自己的身体反应，确保不会摄入过量。

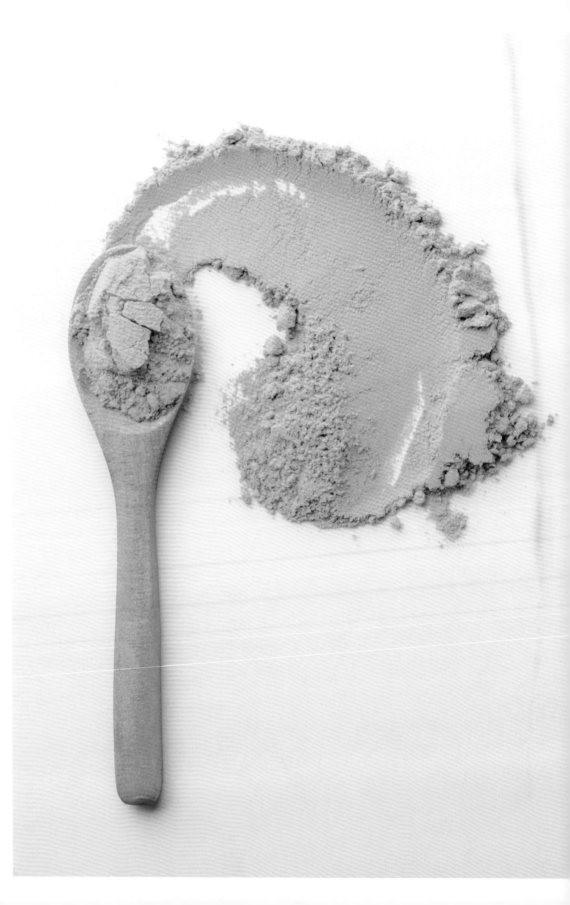

# 姜黄

- 姜黄素补充剂 -

姜黄中的主要活性化合物，是使其呈黄色的姜黄素，它是一种功效强大的抗炎剂和抗氧化剂。姜黄能降低炎症相关疾病的患病风险，比如心脏病、抑郁症、阿尔茨海默病，以及部分癌症。事实表明，姜黄能缓解关节炎和运动过量导致的肌肉酸痛症状。

## 挑选姜黄

新鲜姜黄看起来和鲜姜块茎类似，但里面是橘黄色的。在农产品区可以找到姜黄，通常摆放在姜的旁边。姜黄的味道略微有些辛辣。在调料区能找到干姜黄。

## 料理方法

姜黄很难吸收，直接食用的话，很快就会被排泄出来。把姜黄与黑胡椒混合食用，可以把姜黄素的吸收率提高 20 倍。与富含脂肪的食材同时食用，也能大幅提高姜黄素的吸收率。烹煮会降低姜黄的抗氧化能力，但不会完全消除。

## 如何摄入更多姜黄

- 在烤蔬菜、米饭和沙拉中，加入姜黄、黑胡椒和橄榄油
- 用姜黄给咖喱和汤调味
- 用热椰奶、姜黄、姜、肉桂和香草做一杯姜黄"拿铁"

**你知道吗？** 在烹饪过程中，姜黄会给厨房用品染色。用完之后要马上清洗，以免着色沉积。

## 营养成分
1 茶匙姜黄粉（约 10 克）

| | |
|---|---|
| 热量 | 29 卡路里 |
| 脂肪 | 0.3 克 |
| 蛋白质 | 0.9 克 |
| 碳水化合物 | 6 克 |
| 纤维素 | 2 克 |
| 天然糖 | 0.3 克 |
| 钠 | 2.5 毫克 |
| 钾 | 196 毫克 |

## 姜黄和你的饮食

只需一点姜黄，就能给健康带来很多好处。姜黄因为其自身特性，适用于所有特殊饮食，比如半素食、纯素食、无麸质饮食和低钠饮食。购买干姜黄时，要注意配料表，确保其中没有不适合你食用的添加剂。有些姜黄粉中可能添加了谷蛋白粉或食用色素。

研究发现，姜黄补充剂的功效，与某些药物相当，比如治疗心脏病、关节炎和抑郁症的药物。虽然这些研究结果让我们看到了希望，但相关研究还很有限，主要集中在姜黄补充剂方面，而非日常摄入的姜黄。准备吃姜黄补充剂，或者大量食用姜黄之前，一定要先咨询你的医生。如果你正在服用药物，更要格外注意。

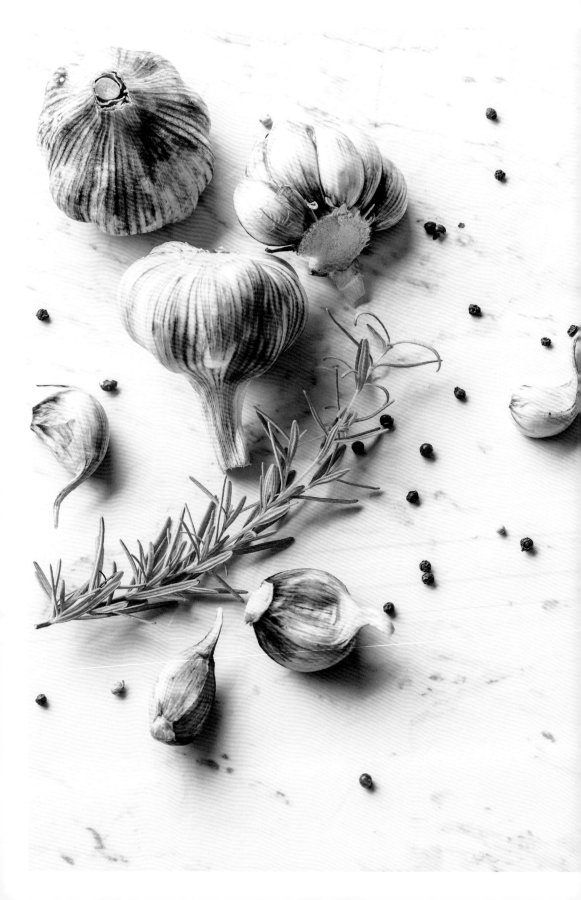

# 大蒜

- 细胞因子抑制剂 -

大蒜长期以来一直被认为有治疗功效。它的治疗价值或许没有那么惊人，但确实具有抗炎功效。这种辛辣的球茎中有能抑制促炎因子的硫化物，其中包括肿瘤坏死因子-α 和白细胞介素-6。

## 挑选大蒜

你可以买到新鲜大蒜、冷藏大蒜、罐装大蒜和干大蒜。新鲜大蒜应该是表皮干燥、手感硬实、蒜瓣紧凑的。不要选有软斑或发霉的。在厨房阴凉、避光处保存。在调料区能找到大蒜粉或蒜末，很多商店的冷藏区都售卖蒜蓉。

## 料理方法

碾碎或切大蒜的时候会释放一种酶，进而形成有益健康的硫化物。为了增加抗炎效果，碾碎之后可以先放置 10 ~ 15 分钟。稍微烹煮的大蒜营养价值与生蒜瓣几乎没有区别。

## 如何摄入更多大蒜

• 用生大蒜做调味料或腌泡汁
• 烤整头大蒜，挤出蒜瓣，做酱汁或加入汤中食用
• 烤蔬菜时加入大蒜和橄榄油

### 营养成分
1 瓣大蒜

| | |
|---|---|
| 热量 | 4.5 卡路里 |
| 脂肪 | 0 克 |
| 蛋白质 | 0.2 克 |
| 碳水化合物 | 1 克 |
| 纤维素 | 0.06 克 |
| 天然糖 | 0.03 克 |
| 钠 | 0.5 毫克 |
| 钾 | 12 毫克 |

## 大蒜和你的饮食

大蒜味道浓郁，而且低热量、低脂肪、低碳水化合物。大蒜可以融入任何饮食模式。如果你在控制钠的摄入，可以用大蒜代替盐，为菜肴增添辛辣的味道，同时不会摄入太多钠。

对于大部分人来说，大蒜都是安全的，但是也有一些令人不悦的副作用。尤其是生蒜，会导致恶心、胃灼热，甚至腹泻。吃太多蒜，还会口臭。吃添加了大蒜的菜时，可以吃苹果或喝柠檬汁，会中和掉大蒜的味道。

如果你正在吃稀释血液的药物，要避免过量食用大蒜，也不要吃大蒜补充剂，否则会增加出血风险。在准备食用大蒜补充剂之前，请先咨询你的医生。

**你知道吗?** 时间久了，蒜瓣会发芽。发芽的大蒜中抗氧剂含量比嫩蒜还要高，但味道稍微有点辣。

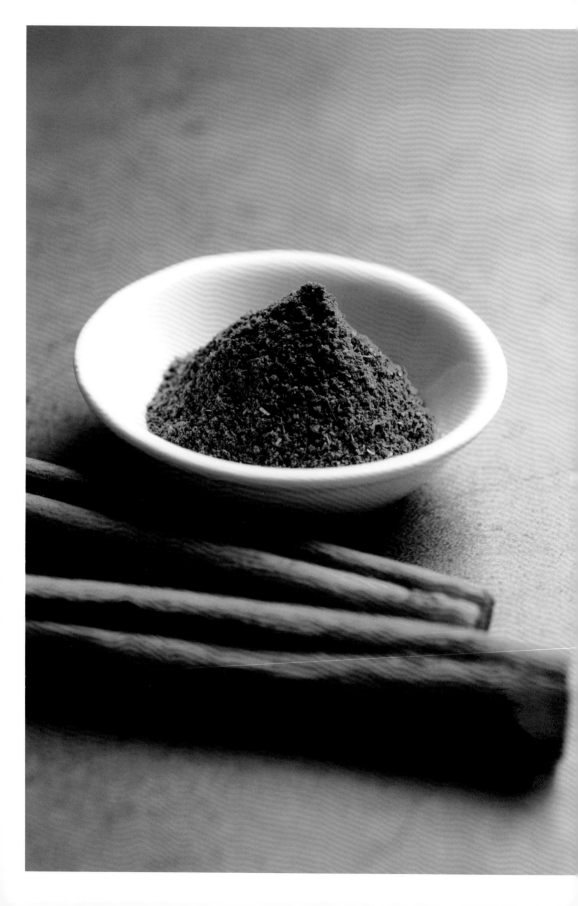

# 肉桂

- 氧化应激缓解剂

肉桂中富含抗氧化剂，可以让你的身体远离氧化应激和炎症反应。多食用肉桂或许还有助于控制与炎症相关的疾病。研究表明，肉桂能帮助糖尿病患者降低血糖和胆固醇。

## 挑选肉桂

肉桂最常见的形式是干燥的肉桂粉。也可以买桂皮，但通常需要炖煮才能释放香味。由于肉桂的味道既甜又辣，因此适用范围极广，在甜点或羹汤中都可以加入。

## 料理方法

肉桂在烹煮的过程中，会丧失部分抗氧化能力。菜肴做好之后再添加肉桂粉，能有效保留它的健康功效。但如果这样做会影响菜肴的味道，就不必坚持如此。经过烹煮的肉桂也能提供很多对健康有益的成分。

## 如何摄入更多肉桂

- 把肉桂粉撒在酸奶、麦片和水果沙拉上
- 准备做豆子或小扁豆时，在锅里加一片桂皮，丰富菜肴的味道
- 把咖啡里的糖换成肉桂

### 营养成分
1 茶匙肉桂粉（约 10 克）

| | |
|---|---|
| 热量 | 19 卡路里 |
| 脂肪 | 0.1 克 |
| 蛋白质 | 0.3 克 |
| 碳水化合物 | 6 克 |
| 纤维素 | 4 克 |
| 天然糖 | 0.2 克 |
| 钠 | 1 毫克 |
| 钾 | 34 毫克 |

## 肉桂和你的饮食

天然肉桂符合纯素食、半素食、无麸质饮食、低碳水化合物饮食、低钠饮食的要求。由于肉桂能降低血糖，因此在食物中加入肉桂，对糖尿病患者尤其有益。目前正针对肉桂在抗癌、强化大脑健康，以及预防阿尔茨海默病方面的价值展开研究。

一般来说，只是在烹饪食物时加入一点肉桂，不会有任何副作用。但如果大量食用肉桂，或者吃肉桂补充剂，会存在一定风险。肉桂中包含一种名为香豆素的化合物，过量摄入香豆素会引发肝毒性，而且会对血液稀释剂的药效产生影响。此外，正在服药的糖尿病患者应该注意不要摄入太多肉桂，以防血糖下降至过低数值。

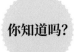

**你知道吗？**

锡兰肉桂，原产自斯里兰卡，因为其甜美柔和的味道备受赞誉。锡兰肉桂不像中国桂皮那样常见，中国桂皮味道更重，辛辣味更强烈。

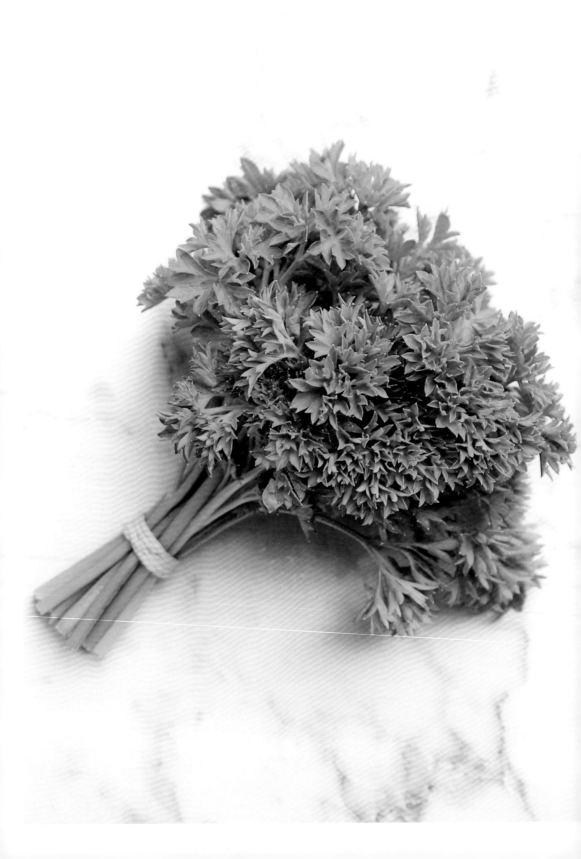

# 欧芹

- 富含维生素 C-

欧芹能有效补充类胡萝卜素抗氧化剂和维生素 C。欧芹中包含很多有益化合物，其中包括已被证明可以抑制炎症标志物的类黄酮芹菜素。

## 挑选欧芹

新鲜欧芹有两种：一种是平叶的意大利欧芹，一种是卷叶欧芹。平叶欧芹味道更浓郁。挑选欧芹的时候，要挑选叶片鲜绿，没有污损，没有变质的。将欧芹竖着放入装水的容器，再放入冰箱中可以延长欧芹的存储时间。如果你买不到新鲜欧芹，可以去调料区看看有没有干欧芹。

## 料理方法

新鲜欧芹经过加热后，会损失部分维生素 C，但烘干的欧芹中保留了抗氧化剂。实际上，干欧芹的抗氧化剂含量是新鲜欧芹的 17 倍。

## 如何摄入更多欧芹

- 在番茄酱、汤或沙拉中加入欧芹
- 用欧芹做腌泡汁、调味料和蘸料，比如墨西哥辣酱和香蒜沙司
- 制作欧芹酱汁，蘸鱼肉食用（参见第 118 页）

### 营养成分
半杯切碎的鲜欧芹（约 10 克）

| | |
|---|---|
| 热量 | 2 卡路里 |
| 脂肪 | 0 克 |
| 蛋白质 | 0.2 克 |
| 碳水化合物 | 0.4 克 |
| 纤维素 | 0.2 克 |
| 天然糖 | 0 克 |
| 钠 | 4 毫克 |
| 钾 | 42 毫克 |

## 欧芹和你的饮食

在饮食中加入欧芹，是一件非常容易的事，而且无麸质饮食、纯素食、半素食、低碳水化合物饮食和生酮饮食都可以将欧芹作为候选食材。用欧芹代替盐，可以减少钠的摄入量。

但是，欧芹中富含的维生素 K 含量很高。如果你正在吃稀释血液的药物，最好将维生素 K 摄入量始终维持在恒定水平。如果你打算在自己的饮食中加入欧芹，在增加欧芹食用量之前，请先咨询你的医生或营养师。

**你知道吗？** 用干欧芹代替新鲜欧芹时，按 1:3 的比例替换。例如，用 1 茶匙干欧芹替换 3 茶匙新鲜欧芹。

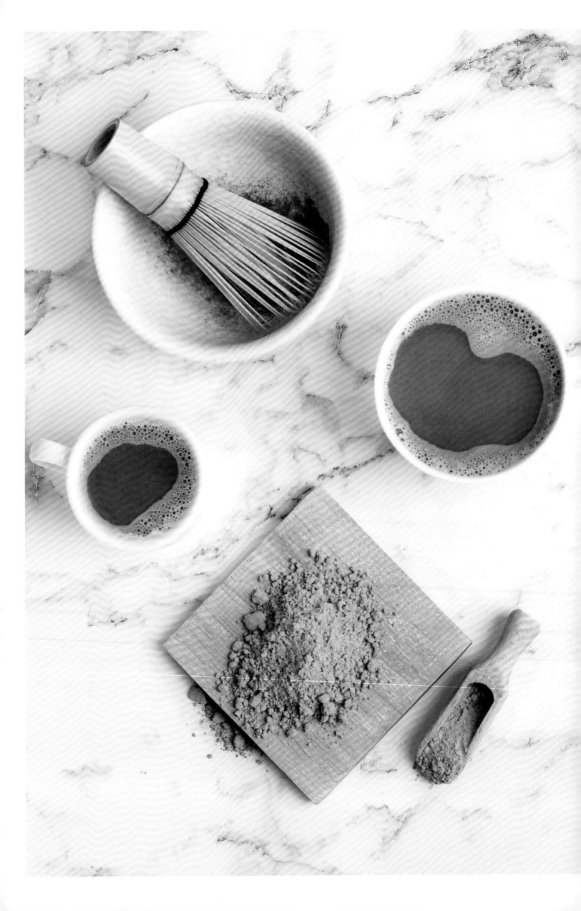

# 绿茶

- 一杯儿茶素 -

绿茶中富含 EGCG（表没食子儿茶素没食子酸酯），这是一种能抑制体内炎症发展，同时能起到抗氧化剂作用的多酚类物质。有证据表明，EGCG 能改善炎症性肠病和关节炎的症状，或许还能预防心脏病、癌症，以及其他由炎症引发的疾病。

## 挑选绿茶

你可以购买散装茶或袋泡茶。如果你选的是散装茶，可以用茶壶泡茶，每杯水（300 毫升）一茶匙（1 克）茶叶。市面上还可以买到冰绿茶，但是这类茶饮中通常会添加糖或防腐剂。购买时注意查看标签，选择无糖产品。抹茶是一种绿茶粉，因其采收方式特殊，通常抗氧化剂含量高于其他绿茶。

## 料理方法

一般来说，散装绿茶的 EGCG 含量最高。此外，标签上有"初茶采摘"或"新茶采摘"字样的，通常品质最好。

## 如何摄入更多绿茶

- 用绿茶暖身
- 做一杯冰绿茶，加柠檬和薄荷让味道更丰富
- 在拿铁或冰沙中添加抹茶粉

**你知道吗?** 红茶和绿茶来自同一种植物，都具有抗炎功效。但是，绿茶中的抗氧化剂含量更高。

## 营养成分

1 杯冲泡的绿茶（约 1 克茶）

| | |
|---|---|
| 热量 | 2.5 卡路里 |
| 脂肪 | 0 克 |
| 蛋白质 | 0.5 克 |
| 碳水化合物 | 0 克 |
| 纤维素 | 0 克 |
| 天然糖 | 0 克 |
| 钠 | 2.5 毫克 |
| 钾 | 20 毫克 |

## 绿茶和你的饮食

绿茶中几乎不含卡路里，也没有太多营养成分，但依然能提供很多有益化合物，而且符合纯素食、半素食、无麸质饮食和低碳水化合物饮食的要求。绿茶可以轻松融入各种饮食模式。但是，饮用绿茶一定要适量。

有些绿茶，尤其是瓶装冰绿茶中，添加了糖或其他成分，会改变它的营养价值。如果你正在控制自己的糖摄入量，或有糖尿病，要注意检查标签，选择无糖绿茶。绿茶中也有咖啡因，因此不适合需要控制摄入咖啡因的人饮用。由于绿茶中存在会与矿物质结合的化合物，因此大量饮用茶饮，会阻碍铁元素的吸收。如果你体内铁含量偏低，可以在两餐之间喝茶，但不要在吃东西的时候喝。

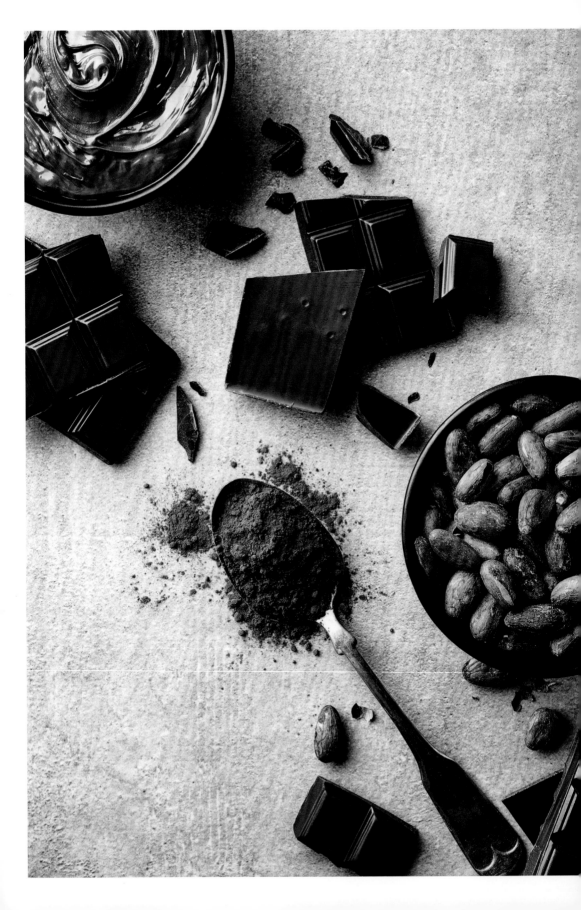

# 黑巧克力

- 富含黄酮醇 -

可可中有黄酮醇，它具有强大的抗炎和抗氧化功效。黑巧克力的 ORAC（氧化自由基吸收能力）和浆果不相上下。黑巧克力能对抗引发心脏病、胰岛素抵抗，以及与衰老相关的动脉损伤等风险因素。

## 挑选黑巧克力

挑选可可含量 70% ~ 85%、含糖量低的黑巧克力。百分比越高，巧克力抗氧化功效越强。但是，味道会有些苦。想要味道不那么苦的，可以挑选添加了水果干或坚果的，也可以选择添加了少量天然甜味剂的，比如添加了蜂蜜或枫糖浆。

## 料理方法

黑巧克力通常会用在添加了糖或高脂肪成分的食物中。为了避免影响黑巧克力的营养价值，直接食用黑巧克力，或者与其他有营养的食材混合，添加到相对清淡的烘焙食品中。

## 如何摄入更多黑巧克力

- 做巧克力零食：融化黑巧克力，平铺在铺了蜡纸的烤盘上，上面放水果干、坚果。放进冰箱冷却，切成小片方便食用
- 用刨花器将刨下来的巧克力碎撒在沙拉、冰沙和燕麦上

**你知道吗？** 牛奶巧克力和白巧克力中的可可含量低于黑巧克力，因此有益化合物含量也较少。这两种巧克力中的添加糖和脂肪含量更高。

## 营养成分

1 盎司 70% ~ 85% 的黑巧克力

| | |
|---|---|
| 热量 | 170 卡路里 |
| 脂肪 | 12 克 |
| 蛋白质 | 2 克 |
| 碳水化合物 | 13 克 |
| 纤维素 | 3 克 |
| 天然糖 | 7 克 |
| 钠 | 5 毫克 |
| 钾 | 203 毫克 |

* 1 盎司约 28 克。

## 黑巧克力和你的饮食

如果你在遵循特殊饮食模式，一定要检查黑巧克力的配料表。有些食品符合纯素食的标准，有些则添加了乳脂。黑巧克力符合无麸质饮食的要求，但有些食品添加了含谷蛋白的成分。至于是否符合低碳水化合物饮食或生酮饮食的要求，要看其中是否添加了糖。另外，很多厂商在黑巧克力中添加大豆卵磷脂作为稳定剂。对大豆过敏的人应该避免摄入这种添加剂。

如果只是少量食用黑巧克力，就不必担心，但是过量食用会有副作用。黑巧克力中有咖啡因，因此对咖啡因敏感的人应该控制食用量。可可也是草酸盐的来源之一，草酸盐会导致肾结石。如果医生建议你遵循低草酸饮食，预防结石，一定要遵循医嘱。

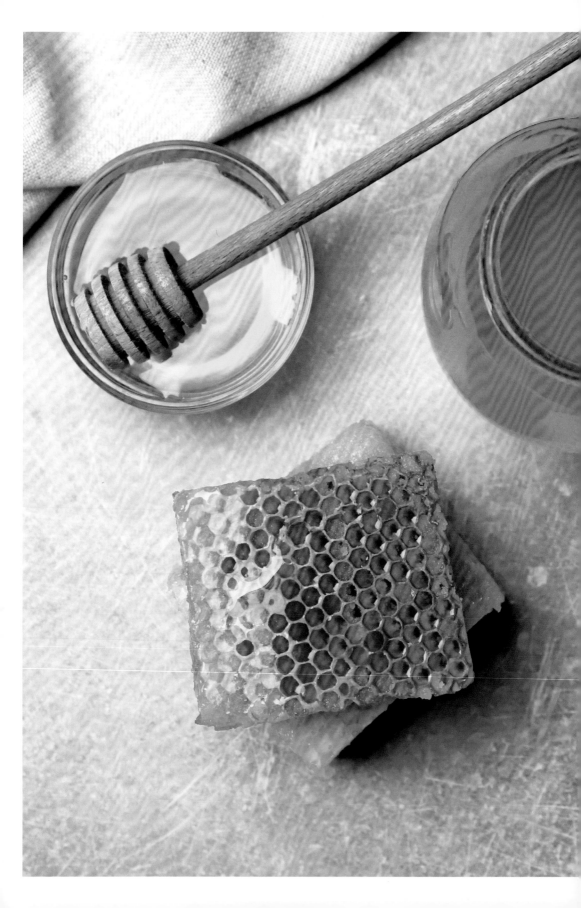

# 蜂蜜

- 缓解症状的糖浆 -

自由基会导致炎症性疾病，蜂蜜作为一种天然糖浆，含有能平衡体内自由基的抗氧化剂。口服蜂蜜，可以缓解咳嗽，局部涂抹甚至能减轻银屑病之类的皮肤炎症。

## 挑选蜂蜜

挑选标签上有"原生蜂蜜"或"纯蜂蜜"字样的食品，这样的描述说明蜂蜜没有被高温处理过，其中的抗氧化剂和微量矿物质也没有在加工过程中遭到破坏。和颜色浅的蜂蜜相比，颜色深的蜂蜜抗氧化剂含量更高。由于蜂蜜的杀菌特性，因此能长时间保存，保质期通常至少两年。

## 料理方法

由于高温会分解蜂蜜中的有益化合物，因此生吃蜂蜜才能最大程度发挥它的抗氧化和抗菌能力。烹饪菜肴或者制作烘焙食品时也可以添加蜂蜜，但其带来的好处远比不上生吃。

## 如何摄入更多蜂蜜

- 苹果片抹花生酱，上面可以再淋点蜂蜜
- 用蜂蜜代替糖，制作能量棒之类的健康零食（参见第 124 页）
- 在腌泡汁和调料汁中加入蜂蜜

**你知道吗?** 新西兰产的麦卢卡蜂蜜有强大的抗炎功效，甚至有助于促进伤口愈合，缓解喉咙疼痛。

## 营养成分
1 茶匙蜂蜜（约 15 克）

| | |
|---|---|
| 热量 | 54 卡路里 |
| 脂肪 | 0 克 |
| 蛋白质 | 0.1 克 |
| 碳水化合物 | 17 克 |
| 纤维素 | 0 克 |
| 天然糖 | 17 克 |
| 钠 | 1 毫克 |
| 钾 | 11 毫克 |

## 蜂蜜和你的饮食

蜂蜜是糖的来源之一，因此应该适量食用。用蜂蜜替换精制糖和甜味剂，能带来抗炎效果，但是不要过量。

糖尿病患者或者遵循低碳水化合物饮食模式的人，建议少食或者不食蜂蜜，因为它会提高食物的碳水化合物含量。虽然蜂蜜升糖能力低于精制糖，但还是会提升血糖。

如果你有皮肤炎症，可以尝试在患处涂抹蜂蜜治疗，但要先征询皮肤科医生的意见。

有些小规模研究以及大量传说支持生吃本地蜂蜜，通过降低对本地花粉的敏感程度，起到缓解季节性过敏的作用。如果你有兴趣尝试借助本地蜂蜜缓解季节性过敏，可以将日常饮食中的甜味剂换成蜂蜜。

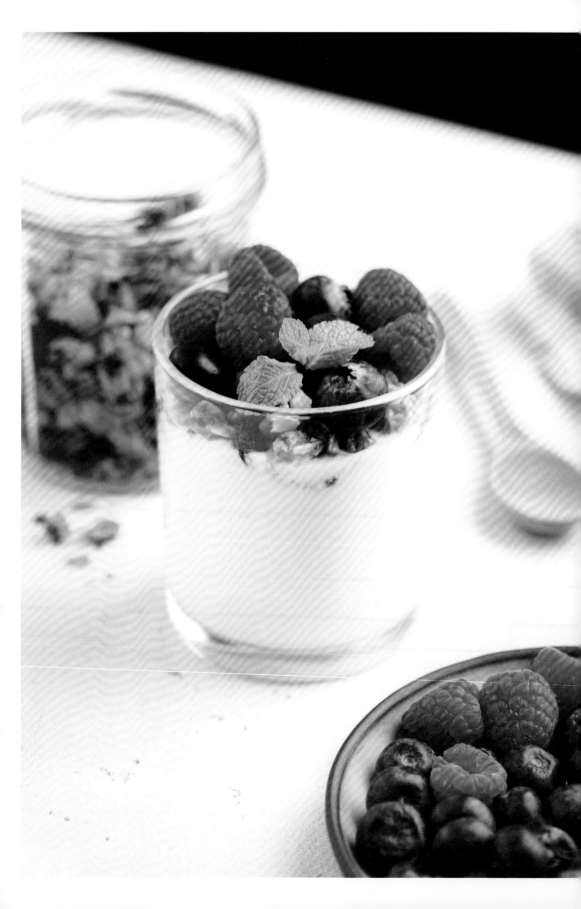

# 酸奶

- 益生菌补充剂 -

人们认为酸奶的抗炎功效来自其中的益生菌。所谓益生菌，就是在发酵过程中能发挥"正面"作用的细菌。益生菌有助于肠道菌群维持在健康状态，还能强化肠道内壁，让免疫系统保持最佳状态。摄入含益生菌的食物，可能会减少血液中的炎症标志物。

## 挑选酸奶

挑选不添加糖，或者只添加少量糖和其他成分的酸奶。和其他酸奶相比，希腊酸奶和脱脂酸奶，蛋白质含量更高，质地更浓稠。有些零食可能会涂上一层酸奶，打出"健康"的名号。但是，酸奶涂层中通常只有少量真正的酸奶，大部分是糖、油和添加剂。

## 料理方法

选择有活菌的酸奶。添加到培养基中的常见菌种包括嗜酸乳杆菌和干酪乳杆菌。尤其是嗜酸乳杆菌，对健康尤其有益。

## 如何摄入更多酸奶

- 用原味酸奶当早餐，上面撒些浆果、杏仁和大麻籽
- 把酸奶倒在烤盘上，在上面加入所需配料，放进冰箱冷冻几个小时，做成冻酸奶

**你知道吗？** 酸奶的抗炎功效得到了大部分研究的支持，但还需要对其他乳制品展开更多研究。

## 营养成分

7 盎司原味低脂希腊酸奶

| | |
|---|---|
| 热量 | 146 卡路里 |
| 脂肪 | 3.8 克 |
| 蛋白质 | 20 克 |
| 碳水化合物 | 7.9 克 |
| 纤维素 | 0 克 |
| 天然糖 | 7 克 |
| 钠 | 68 毫克 |
| 钾 | 282 毫克 |

* 7 盎司约 200 克。

## 酸奶和你的饮食

对乳制品过敏，或者乳糖不耐受的人群，不应该喝酸奶。非乳制品酸奶中也有微生物，比如椰汁酸奶，发酵食品（参见第 107 页）也是益生菌的替代来源。

酸奶是一种乳制品，适合半素食主义者食用。酸奶也是一种无麸质食品，除非配料表显示其中添加了含谷蛋白的原料。有些酸奶，比如无糖的希腊酸奶，也符合低碳水化合物饮食的标准。酸奶中包含一些以乳糖形式存在的天然糖，这种糖升糖指数低，不会让血糖大幅飙升。

对于血糖高的人来说，酸奶并不能帮助抗击炎症。如果血糖过高，医生可能会建议你暂停食用乳制品一段时间，之后根据身体的反应，缓慢增加乳制品的摄入。

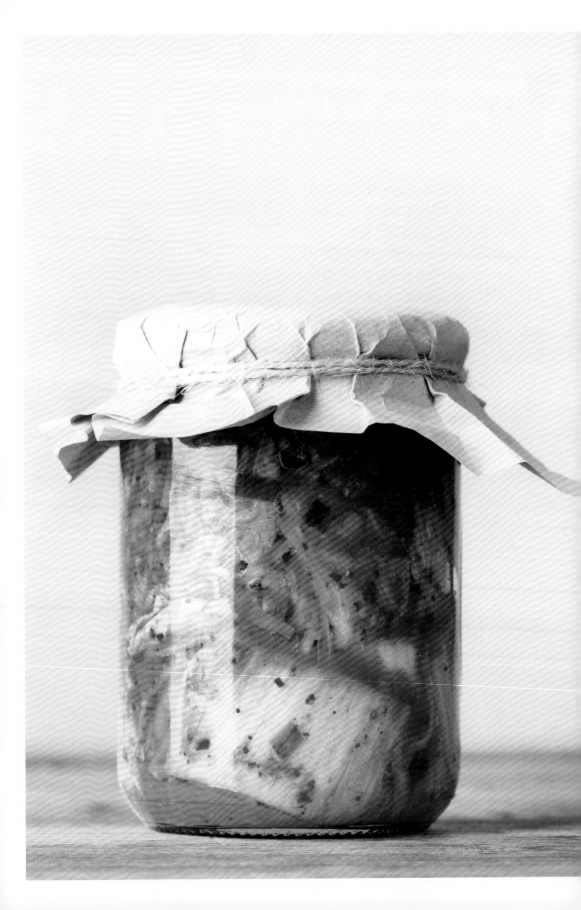

# 发酵食品

- 有益细菌 -

酵母或细菌将碳水化合物分解成酒精、酸或其他营养物，发酵食品就是这样制作出来的。发酵食品是饮食中的益生菌来源，吃发酵食品可以在数量和种类上，增加有益健康的肠道菌群。发酵食品通过强化肠道健康，为你体内的抗炎活动提供帮助。

## 挑选发酵食品

除了酸奶、开菲尔等发酵食品，德国泡菜、韩国泡菜、味噌酱（发酵的大豆和谷物）、豆豉（发酵的大豆）和康普茶，也属于这类食品。腌黄瓜和其他腌泡蔬菜也算发酵食品，但前提是标签上标注了"乳酸发酵"。一定要选择配料表上原材料最少的食品。有些康普茶可能添加了糖，买的时候一定要查看标签。

## 料理方法

很多益生菌都对温度敏感。因此，最好在快结束烹饪的时候，再把发酵食品加进去，尽量保住益生菌。

## 如何摄入更多发酵食品

- 用橄榄油、味噌酱、柠檬汁和姜，制作沙拉酱
- 在谷物碗（grain bowl）中加入韩国泡菜或德国泡菜
- 下午喝康普茶提神

**你知道吗？** 豆豉是完全蛋白的来源，其中包含所有必需氨基酸。因此，是适合半素食主义者和纯素食主义者食用的优质食材。

## 营养成分

1 茶匙白味噌酱（约 10 克）

| | |
|---|---|
| 热量 | 35 卡路里 |
| 脂肪 | 1 克 |
| 蛋白质 | 2 克 |
| 碳水化合物 | 4 克 |
| 纤维素 | 1 克 |
| 天然糖 | 1 克 |
| 钠 | 740 毫克 |
| 钾 | 34 毫克 |

## 发酵食品和你的饮食

大量食用发酵食品，消化的时候会引发一些令人不舒服的状况。有些人吃过发酵食品之后，会腹胀、排气、胃部不适，第一次吃的时候尤其明显。

某些发酵食品含盐量很高。比如味噌酱、德国泡菜和韩国泡菜。如果你有高血压，或者其他疾病等原因，被建议减少钠的摄入量，就应该控制这些高盐发酵食品的摄入。发酵食品是否符合特定饮食的标准，主要看它的配料和营养属性。比如，味噌酱和豆豉中可能含有谷蛋白。

发酵食品中富含组胺，这是一种与过敏和免疫反应相关的化合物。对组胺不耐受的人，由于无法分解食物中的组胺，应该控制摄入发酵食品。

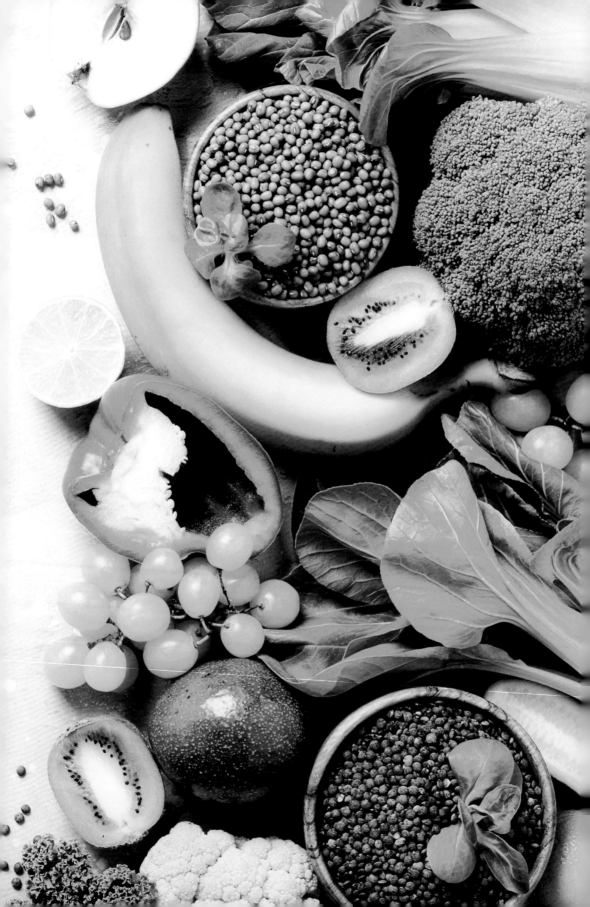

# 食谱

现在，你的厨房里应该满是抗炎食物了，然后呢？你已经掌握了许多与抗炎饮食相关的新知识，接下来这部分内容，将帮助你在实践中应用这些知识。你可以从这八份美味食谱开始：早餐、午餐、晚餐和零食各两份。你会在用料表上发现很多你认识的食材，包括各种水果、蔬菜、三文鱼、橄榄油、香草和其他增味食材、酸奶等。

健康饮食总是令人望而却步，而且似乎很耗时间。实际上，只要选对食谱，修正偏颇的观念，健康饮食不但做起来轻松，而且还很实惠。这些简单食谱就是要传达这样的理念。做之前不需要太长时间准备，所需食材也并不多，很多食谱可以提前备好食材，忙碌的时候拿出来，很快就能吃上一顿健康餐。另外还提供了一些建议，教你如何制订菜单，满足你和家人们的饮食需求。

**你知道吗？**

专家认为，天然食品中的营养成分和化合物的结合可以提供最大的抗炎效果。为了获得最大的益处，应吃天然食品，而不是服用含有特定营养成分的补充剂。

# 奇异果酸奶冻糕

- 四人份 -

酸奶  第105页
浆果  第35—36页
奇异果  第53页
石榴  第49页
燕麦  第57页

　　清晨醒来，用一份充满抗炎功效的早餐，开启你美好的一天。提前准备好的食材，很快就能吃上。希腊酸奶能提供起到饱腹作用的蛋白质，让你一上午都不觉得饿，其中的益生菌能维持你的肠道健康。浆果和石榴都有丰富的抗氧化剂，奇异果能给你带来满满的维生素 C。这些水果加起来，能提供足量的天然糖分，无需在酸奶中额外添加糖。另外，还可以加入燕麦补充纤维素和更多的抗氧化剂，以及必要的矿物质硒。

## 制作方法

1. 找 4 个带盖的玻璃罐或可密封的容器。

2. 先在每个容器底部倒上酸奶，然后放浆果、奇异果切片、石榴果肉，然后撒上格兰诺拉麦片。

3. 一层酸奶，一层其他配料，交错添加，如果需要可以加点蜂蜜。

4. 直接食用，或者密封容器，放进冰箱，可以储存 1 ～ 2 天。

## 所需食材

1 夸脱（1 升左右）希腊酸奶

100 克任意种类的浆果（草莓、蓝莓、罗甘莓、黑莓）

2 个奇异果，去皮切片

100 克石榴果肉

50 克格兰诺拉麦片

蜂蜜，随口味而定（可选）

### 方便易得的替代食材

• 如果想换成非乳制品，可以将酸奶换成椰汁酸奶

• 如果你喜欢其他种类的水果，可以换成书中介绍的其他抗炎水果，比如葡萄、凤梨、樱桃或柑橘

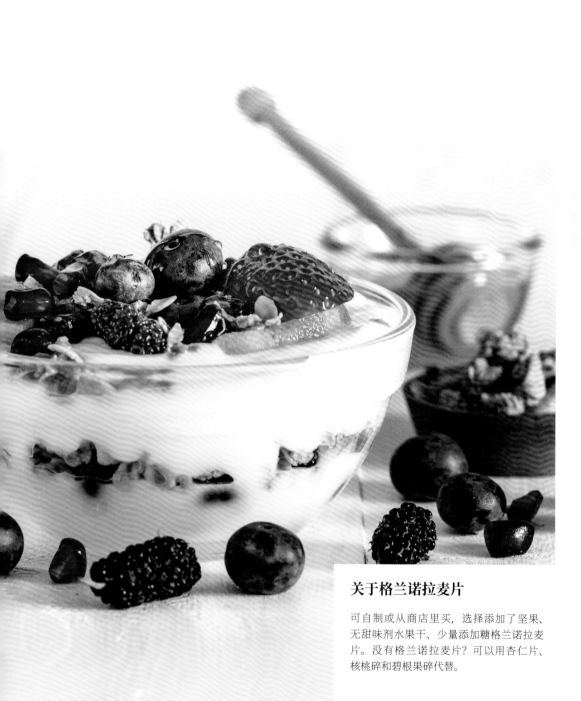

### 关于格兰诺拉麦片

可自制或从商店里买，选择添加了坚果、无甜味剂水果干、少量添加糖格兰诺拉麦片。没有格兰诺拉麦片？可以用杏仁片、核桃碎和碧根果碎代替。

# 樱桃奇亚籽布丁

—
**奇亚籽** 第81页
**杏仁（奶）** 第75页
**樱桃** 第39页
—

- 四人份 -

加入液体之后，奇亚籽会变成胶状，非常适合做成健康布丁。富含纤维素的早餐能提升肠道健康，其抗炎功效更是影响深远。奇亚籽富含的 α- 亚麻酸的 ω-3 脂肪酸，有助于对抗炎症，而且奇亚籽和樱桃中都有抗氧化剂。樱桃不仅能带来多汁甜美的口感，还含有能帮助抗炎的天然色素花青素。

## 制作方法

1. 找 4 个带盖的玻璃罐或可密封的容器。

2. 拿一个大碗，将奇亚籽、杏仁奶、香草搅拌均匀，如果需要也可以加一些蜂蜜或枫糖浆。将混合了其他配料的奇亚籽糊分到 4 个容器内密封。放进冰箱，至少数小时，最好放置一夜，直至变得黏稠。

3. 在长柄锅里倒入 150 克樱桃、4 茶匙水。中低温煮 15 分钟，不停地搅拌，用餐叉背面压碎樱桃。汤汁变得浓稠后，关火冷却，倒入密封罐，放进冰箱。

4. 奇亚籽布丁成形之后，打开罐子，在上面加一层煮樱桃。如果喜欢酸甜的味道，可以再加一层原味酸奶。把剩下的樱桃倒在上面，就可以食用了。

## 所需食材

25 克奇亚籽

100 克无糖杏仁奶，也可以换成牛奶

10 克香草

20 克蜂蜜或枫糖浆（可选）

150 克去核樱桃

原味新鲜酸奶或冻酸奶（可选）

## 方便易得的替代食材

- 原料中的无糖杏仁奶，可以换成其他植物奶，比如椰奶、大麻奶或燕麦乳

- 如果你特别爱吃巧克力，在奇亚籽中加 25 克生可可粉或无糖熟可可粉

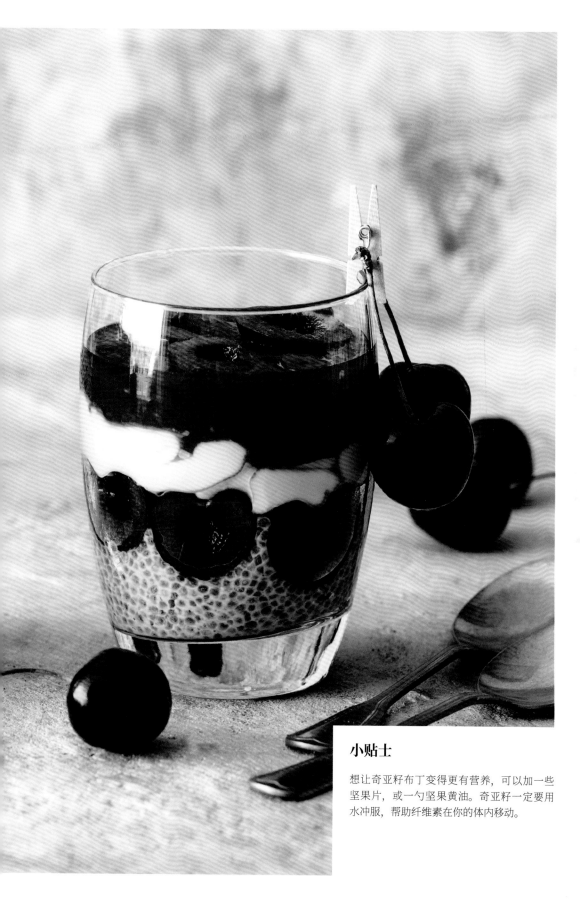

## 小贴士

想让奇亚籽布丁变得更有营养，可以加一些坚果片，或一勺坚果黄油。奇亚籽一定要用水冲服，帮助纤维素在你的体内移动。

# 胡萝卜小扁豆汤

大蒜 第93页
姜 第89页
姜黄 第91页
胡萝卜 第11页
小扁豆 第63—64页

- 四人份 -

胡萝卜中富含能起到抗氧化剂作用的
β-胡萝卜素，小扁豆能提供大量多酚类和
抗炎化合物。咖喱粉呈现出的橘黄色，来自
姜黄中的姜黄素。大蒜和红辣椒碎贡献了含
硫化合物和辣椒素。

## 制作方法

1. 用一个大汤锅将橄榄油加热至中等温度。将
   切好的洋葱块放入锅内，翻炒 5 分钟，直至
   洋葱变至半透明状。将大蒜、姜、咖喱粉和
   红辣椒片加入锅内，翻炒 1 分钟，使食材散
   发出香味。

2. 将胡萝卜片、干的小扁豆和蔬菜汤料倒入锅
   内。调高温度，直至汤汁沸腾，然后调制中
   低温，盖上锅盖，煮 30 ~ 35 分钟，直到小
   扁豆变软。

3. 掀开锅盖，关火。用搅拌机将锅里的全部打
   成糊状。如果你用的是直立式搅拌机，将锅
   里的汤倒进搅拌机再操作。因搅拌机容量而
   定，可能需要分几次搅拌。

4. 浅尝一下，如果需要，可以加些盐和胡椒。
   趁热食用，上面撒一些切碎的香菜，一大勺
   希腊酸奶，如果需要可以再撒上一点红辣
   椒片。

## 所需食材

20 克特级初榨橄榄油

1 个黄洋葱，切块

5 瓣大蒜，切碎

10 克鲜姜，切碎

10 克咖喱粉

2.5 克红辣椒，切片

5 个小胡萝卜，切片

85 克干的红色小扁豆

500 克蔬菜汤

盐或胡椒，依口味而定

香菜碎，洒在上面

希腊酸奶，放在上面

## 方便易得的替代食材

• 不添加酸奶，以满足纯素食主义者的要求

• 如果没有小扁豆，也可以换成白豆

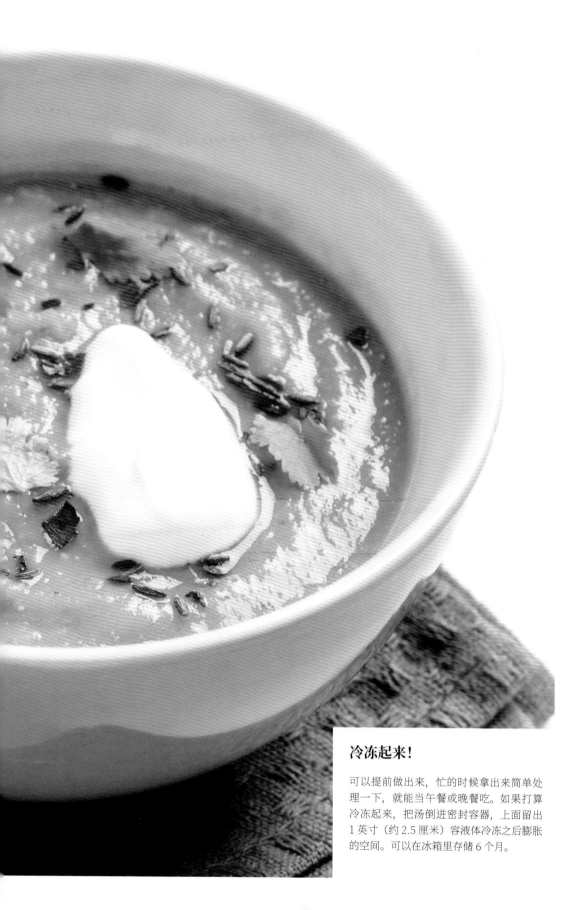

### 冷冻起来！

可以提前做出来，忙的时候拿出来简单处理一下，就能当午餐或晚餐吃。如果打算冷冻起来，把汤倒进密封容器，上面留出1英寸（约2.5厘米）容液体冷冻之后膨胀的空间。可以在冰箱里存储6个月。

# 柠檬鹰嘴豆藜麦沙拉

- 四人份 -

　　简单的藜麦沙拉，风味独特，富含蛋白质，是非常好的午餐，可以带出去当工作餐，也可以在家享用。藜麦可以提供滋养肠道菌群的膳食纤维，以及大量抗氧化剂。点缀其中的石榴果肉，也是好处多多，在这里可以为食谱增加一份抗衰老的功效。原材料全都经过柠檬橄榄油酱汁调味。橄榄油能提供健康油脂，有助于吸收营养，柠檬会带来满满的维生素 C。

## 制作方法

1. 将煮熟的藜麦、鹰嘴豆、石榴果肉、薄荷叶和红辣椒（可选）放进一个大碗搅拌均匀。

2. 再拿一个碗，放入橄榄油、柠檬皮（可选）、柠檬汁、盐和胡椒粉，拌在一起。

3. 把做好的酱汁均匀地淋在沙拉上，就可以吃了。

## 所需食材

150 克煮熟的藜麦

1 罐（15 盎司，约 427 克）鹰嘴豆，沥汁、冲洗

50 克石榴果肉

12 克新鲜薄荷叶

25 克辣椒，去籽，切丝（可选）

30 克特级初榨橄榄油

1 个柠檬的柠檬皮（可选）

1 个柠檬，榨汁

2.5 克盐

2.5 克现磨胡椒

## 方便易得的替代食材

- 配上烤青豆和芦笋，可以把这道菜升级成一道主菜

- 想增加蛋白质，可以添加杏仁片、豆腐、豆豉、虾或三文鱼

- 想增加抗氧化能力，可以换成三色、红色、黑色或黄色藜麦

- 想换一换口味，可以把柠檬汁和柠檬皮换成酸橙汁和酸橙皮

- 可以用欧芹替换新鲜薄荷

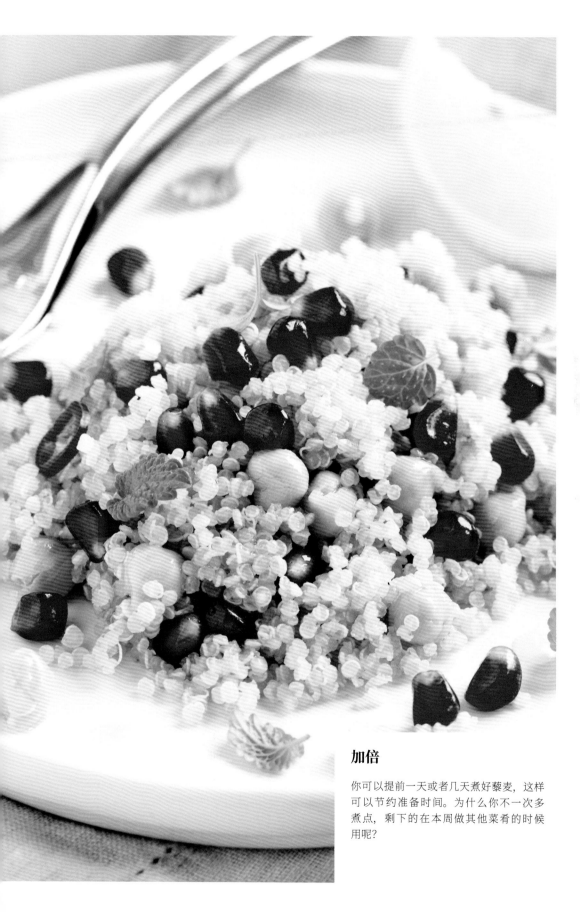

## 加倍

你可以提前一天或者几天煮好藜麦，这样可以节约准备时间。为什么你不一次多煮点，剩下的在本周做其他菜肴的时候用呢？

# 三文鱼和欧芹调味汁

- 四人份 -

　　用焯水的菠菜做底，浇上用酸奶做的欧芹调味汁，这顿三文鱼不仅让你尽享美味，还能给你带来健康。三文鱼中富含能对抗体内炎症的 ω-3 脂肪酸，菠菜提供维生素 A 原的类胡萝卜素和叶黄素，欧芹含可以抑制炎症的类黄酮。

## 制作方法

1. 先将烤箱预热到约 220℃，然后把锡箔纸铺在烤盘上。

2. 把三文鱼放在烤盘上，带皮的一面朝下。把橄榄油淋在鱼肉上，用手指揉搓进肉里，加盐和胡椒调味。烤至能用叉子插进肉里，内部温度至少 60℃，根据鱼肉的薄厚，可能需要 12 ~ 18 分钟。

3. 把菠菜放进一个炖锅，加 1 英寸（约 2.5 厘米）深的水。水沸之后盖上锅盖，煮 2 ~ 3 分钟，直到菠菜不再挺立。沥干水分，放在一旁备用。如果你有蒸屉，可以蒸菠菜，这样能留住更多的营养成分。

4. 在一个拌菜碗里分别加入酸奶、压碎的黄瓜、蒜末、欧芹、柠檬汁和盐，搅拌均匀。

5. 将焯过水的菠菜分放在 4 个盘子里。每份放上一块三文鱼，然后浇上欧芹酸奶酱。如果需要，可以再撒一些切碎的欧芹。

## 所需食材

4 块带皮三文鱼肉

10 克橄榄油

2.5 克盐和适量胡椒

400 克嫩菠菜

100 克希腊酸奶

50 克黄瓜，压碎

2 瓣蒜，切碎

20 克鲜欧芹，切碎

半个柠檬，榨汁

## 方便易得的替代食材

- 可以将菠菜换成其他绿叶蔬菜，比如散叶甘蓝或芥菜叶

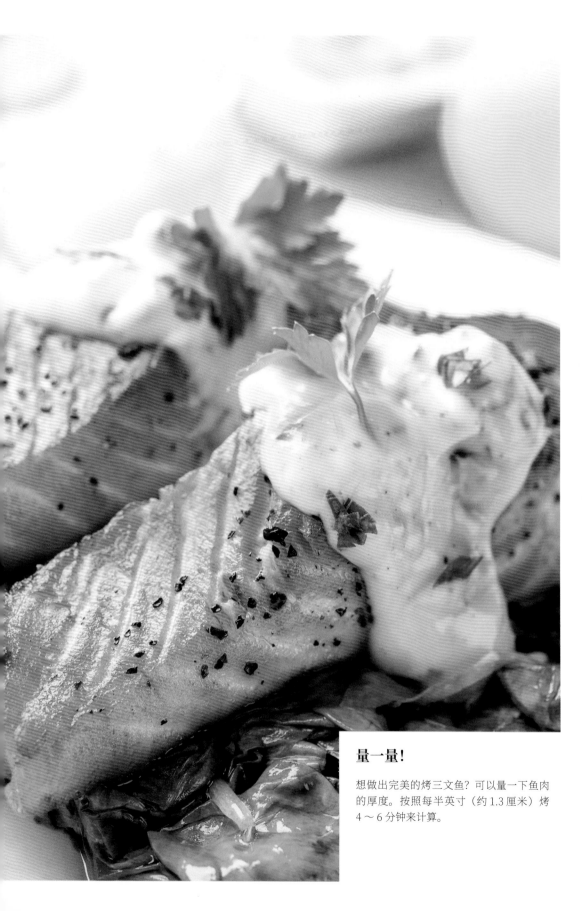

### 量一量！

想做出完美的烤三文鱼？可以量一下鱼肉的厚度。按照每半英寸（约1.3厘米）烤4～6分钟来计算。

# 自制墨西哥风味碗餐

- 四人份 -

　　将墨西哥风味装进碗里享用。这是一个适合提前准备的食谱，用各种抗炎食物，制作出一道色彩缤纷，让人心满意足的餐食。稻米和豆子，能提供有益肠道健康的纤维素，以及一系列保护细胞免受伤害的抗氧化剂。硫化物给小萝卜赋予了辛辣的味道，西蓝花能提供强效抗氧化剂山柰酚。调味汁中的橄榄油、酸橙、蜂蜜，全是抗炎高手。

## 制作方法

1. 在一口大锅里倒几英寸深的水，蒸西蓝花。把蒸屉放进锅内，把西蓝花放进去，蒸5～7分钟至口感清脆。如果你家里没有蒸屉，可以在长柄锅里加1英寸（约2.5厘米）深的水，盖上锅盖，煮几分钟，沥干水分。

2. 将米饭、黑豆、西蓝花、圣女果、菠菜、牛油果和小萝卜平均分装在4个碗里。

3. 拿一个小碗，倒入橄榄油、酸橙汁、香菜、蜂蜜和盐，搅拌均匀。将拌好的料汁倒在墨西哥风味碗餐上，就可以吃了。

## 所需食材

100克西蓝花

100克米饭，米的种类自由选择

2罐（15盎司，约425克）黑豆，沥干汁液，冲洗

100克圣女果，切成两半

100克嫩菠菜

2个牛油果，切片

4个小萝卜，切片

25克特级初榨橄榄油

2个酸橙，榨汁

10克新鲜香菜

20克蜂蜜

2.5克盐

## 方便易得的替代食材

- 用野生稻米饭替换米饭，味道更浓郁，坚果味更重

- 用辣味番茄酱和牛油果酱（参见第122页）替换圣女果和牛油果，味道更佳

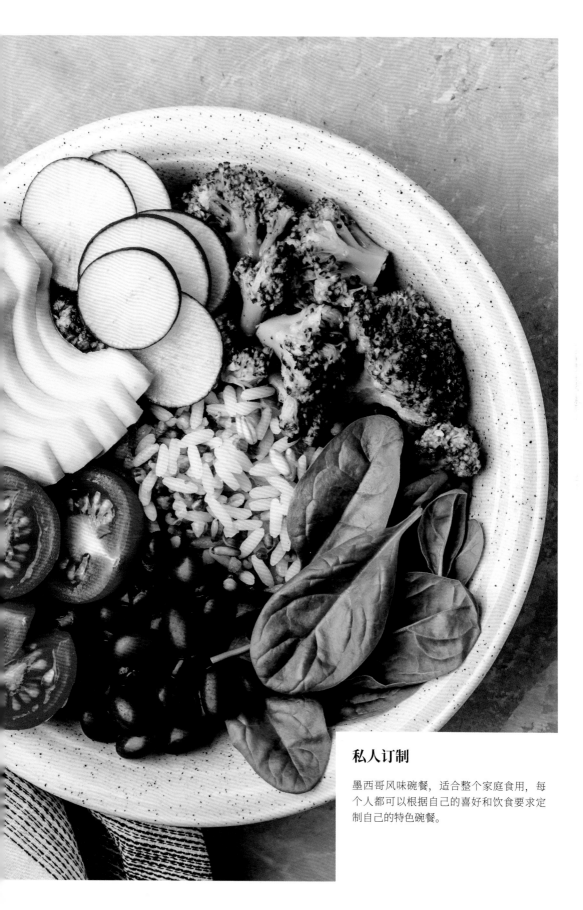

## 私人订制

墨西哥风味碗餐，适合整个家庭食用，每
个人都可以根据自己的喜好和饮食要求定
制自己的特色碗餐。

# 辣味牛油果酱
# 配新鲜蔬菜

- 四人份 -

自制牛油果酱是非常好的调味品，也可以当零食吃，其中包含大量有助于抗击炎症的化合物。牛油果中的单不饱和脂肪能改善心脏健康，纤维素能提升消化能力，搭配的蔬菜包含各种必需营养成分。墨西哥辣椒和普通辣椒的辣味，来自具有抗炎作用的辣椒素，番茄能提供平息体内炎症的番茄红素。

## 制作方法

1. 牛油果纵向切开，去除中间的果核。把果肉切成小块，放进大号的拌菜碗。

2. 加入切好的番茄、红洋葱、墨西哥辣椒、普通辣椒、大蒜和香菜，轻轻搅拌均匀。

3. 挤出酸橙汁，洒在牛油果上，撒点盐尝尝味道。边尝边根据味道调整调味料的用量。

4. 用牛油果酱搭配你喜欢的新鲜蔬菜。

## 所需食材

4 个成熟的牛油果

25 克番茄，切碎

25 克红洋葱，切碎

1 个墨西哥辣椒，去籽切碎

1 个普通辣椒，去籽切碎

2 瓣大蒜，切碎

10 克新鲜香菜，切碎

1 个酸橙，榨汁

盐，适量

搭配的蔬菜：胡萝卜、菜花、芹菜、柿子椒、小萝卜、烤红薯

### 方便易得的替代食材

- 如果你不习惯吃辣，用柿子椒替换墨西哥辣椒和普通辣椒

- 加一些甜玉米、凤梨、石榴果肉和苹果，牛油果酱会别有一番风味

- 可以把牛油果酱当作一道营养配菜，搭配墨西哥风味碗餐（参见第 120 页），墨西哥卷饼、沙拉、豆子或米饭吃

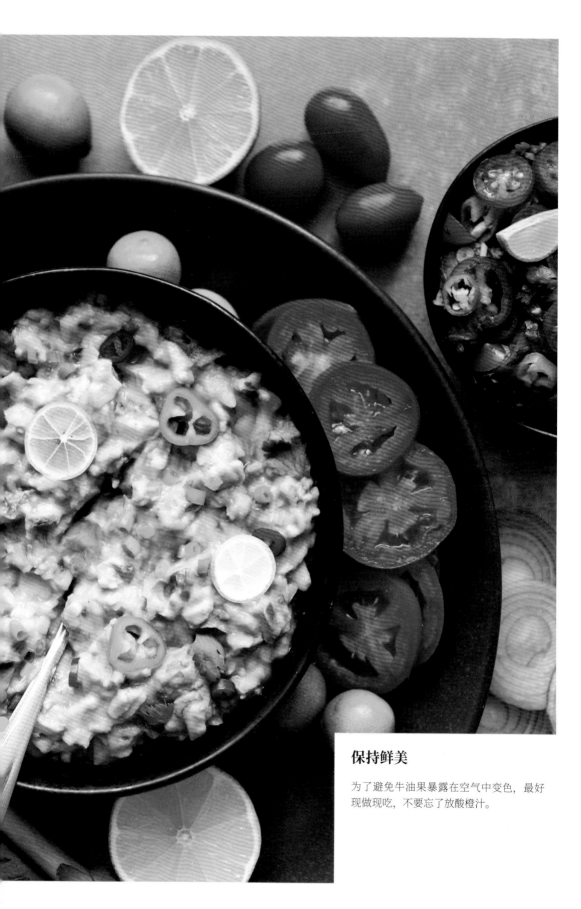

### 保持鲜美

为了避免牛油果暴露在空气中变色，最好
现做现吃，不要忘了放酸橙汁。

# 坚果燕麦能量棒

- 四人份 -

杏仁 第75页
燕麦 第57页
蔓越莓 第35—36页

这种富含纤维素的小零食能完美满足你对甜食的渴望，也可以当作下午的提神能量棒。基础原料是燕麦片，添加了杏仁、南瓜子和蔓越莓干，这些原料富含抗氧化剂、维生素 E，以及滋养肠道菌群的膳食纤维。自制的燕麦棒和在商店里买的一样好吃，还能控制用料。你可以根据自己的需要和喜好，自由调整使用的原料。

## 所需食材

50 克杏仁黄油

15 克蜂蜜

5 克香草

100 克燕麦片

5 克肉桂粉

50 克杏仁碎

50 克南瓜子

50 克蔓越莓干

## 制作方法

1. 将烘焙纸放在 20 厘米 × 20 厘米的烤盘上，备用。

2. 用一个大碗，将杏仁黄油、蜂蜜、香草拌在一起。加入燕麦片、肉桂粉、杏仁碎、南瓜子、蔓越莓干，搅拌均匀。或者把除蔓越莓干之外的所有原料倒进料理机搅拌。搅拌好之后，再加入蔓越莓干。

3. 把搅拌好的原料倒进烤盘，压平。冷藏几个小时，或者一夜，直到变硬。切成 4 块，直接享用。

### 方便易得的替代食材

- 可以用切碎的樱桃干或杏干，代替蔓越莓干，用山核桃代替杏仁，变换口味

- 也可以不做成棒状，做成能量球

- 想要更多纤维素和营养，可以在原料中加一茶匙亚麻籽粉

- 想让能量棒适合对坚果过敏的人食用，可以把杏仁黄油换成葵花籽黄油，将杏仁碎换成葵花子

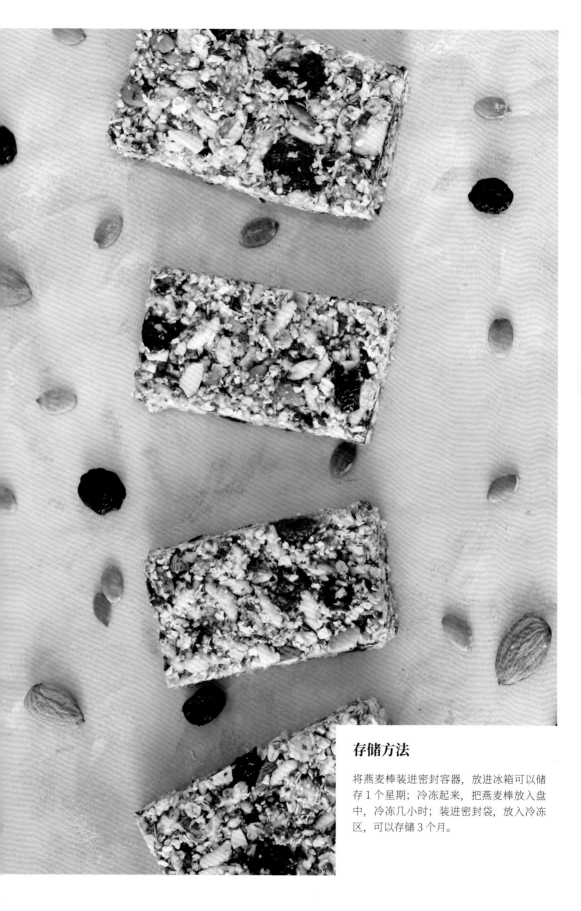

### 存储方法

将燕麦棒装进密封容器，放进冰箱可以储存 1 个星期；冷冻起来，把燕麦棒放入盘中，冷冻几小时；装进密封袋，放入冷冻区，可以存储 3 个月。

# 鸣 谢

图片来源

（格式：页码+作者）

Shutterstock图库

文前第1页kina8；文前第2页DenisMArt；文前第3页Zu Kamilov；文前第5页，第70 页 Natalia Lisovskaya；文前第6页Linda Hughes Photography；文前第10页下图，文前第 23页上图Fascinadora；文前第11页，第62页，第106页Antonina Vlasova；文前第12页 Natasha Breen；文前第13页，第2页，第8页，第26页，第34页，第44页，第60页， 第72页，第80页，第88页，第96页，第98页New Africa；文前第14页nelea33；文前 第23页下图Maslova Valentina；文前第24页Sea Wave；文前第25页77 Studio；文前第 26页Garmasheva Natalia；文前第27—29页Yuliya Gontar；文前第30页，第1页5PH； 第4页Irina Rostokina；第7页上图Nina Firsova；第7页左下图Lapina Maria；第7页右下 图Besedina Julia；第10页Melnikov Sergey；第12页Chursina Viktoriia；第14页natalia bulatova；第18页IriGri；第20页YARUNIV Studio；第22页barmalini；第24页MasterQ； 第28页Lyudmila Zavyalova；第30页Foxys Forest Manufacture；第32页Valentina_G； 第36页Sarka_Ab；第37页上图Xan；第37页左下图MARYIA SAMALEVICH；第37页右下 图，第104页Vladislav Noseek；第40页，第46页virtu studio；第48页almaje；第50页 badboydt7；第52页Jagoda Przybyla；第54页Olga_Rusinova；第56页Sasha Turkina； 第58页Katarzyna Hurova；第65页上图Anna_Pustynnikova；第65页下图JeniFoto； 第66页，第111页1989studio；第68页Pinkasevich；第76页Tanya Sid；第78页pets and foods；第82页Oksana Mizina；第84页Netrun78；第86页Tacar；第90页Piece of

Cake；第92页Marian Weyo；第94页Indian Food Images；第100页baibaz；第102页Africa Studio；第108—109页j.chizhe；第113页Elena Elizarova；第115页，第119页Olga Nayashkova；第117页Losangela；第121页Ekaterina Kondratova；第123页rontav；第125页ManaswiPatil。

Unsplash图库
文前第7页Bruno Nascimento；文前第8页Mariana Medvedeva；文前第9页Rezel Apacionado；文前第10页上图Monika Grabkowska；文前第18页Brooke Lark；文前第19页Tetiana Bykovets；文前第21页Ella Olsson；文前第22页上图Victoria Shes；文前第22页下图Shannon Milling；第16页，第38页Kim Daniels；第42页Miguel Andrade。

Dreamstime图库
第74页Baibaz。

书中提及的所有商标、商品名称，以及其他产品称号，均归其所有者持有，这里仅出于辨识目的使用。这本书由光明出版社（The Bright Press）出版，有Quarto集团（The Quarto Group）版权标记，任何其他个人或实体未获得相关授权、许可、批准、赞助或认证。出版商不与本书中提到的任何产品、服务或供应商存在任何关系。光明出版社已尽力保证贡献者的版权，如有任何疏漏或错误，愿意诚挚道歉，并在未来再版时积极纠正。